U0198751

谈性说爱

写给女性的性心理24讲

甄宏丽 著

中信出版集团 | 北京

图书在版编目（CIP）数据

谈性说爱：写给女性的性心理24讲 / 甄宏丽著. --
北京：中信出版社，2022.7
ISBN 978-7-5217-4324-1

Ⅰ.①谈… Ⅱ.①甄… Ⅲ.①女性－性心理学 Ⅳ.
①R167

中国版本图书馆CIP数据核字（2022）第 068278 号

谈性说爱——写给女性的性心理 24 讲
著者：　　甄宏丽
出版发行：中信出版集团股份有限公司
　　　　　（北京市朝阳区惠新东街甲 4 号富盛大厦 2 座　邮编　100029）
承印者：　北京盛通印刷股份有限公司

开本：787mm×1092mm　1/32　　印张：6.25　　字数：100 千字
版次：2022 年 7 月第 1 版　　　印次：2022 年 7 月第 1 次印刷
书号：ISBN 978-7-5217-4324-1
定价：56.00 元

目录

推荐序

能为学妹甄宏丽博士的性学著作写推荐序，是我的荣幸。

作为一名长期从事临床工作的精神科医生，我一方面为病人诊断开药，一方面还会为病人开展心理咨询与治疗工作。

在心理咨询与治疗工作中，性问题一直是来访者最常见的成长困惑和内心痛苦之一。

记得二十多年前的一个夏天，我在心理治疗门诊接待了一位即将毕业离校的女大学生。她说大二的时候，曾经跟同班某男生谈恋爱，当时都忍住了，没有进行到最后一步。大三的时候，两个人因为性格不合而分手。就在来门诊前的一天晚上，该男生约她到校外河边小树林见面，做毕业离校前的最后告别。这河边的小树林，是他们曾经相恋时经常约会的地方。

两个人来到小树林，一起回顾曾经的大学生活、恋爱经历，而现在面临毕业离校，即将天各一方，不免都有些伤感。两个人在小树林里紧紧拥抱，做最后的告别。可是，拥抱持续了一会儿之后，两个人都升起了性的欲望和冲动。男生坐在地上，女生骑在男生胯部，隔着衣服摩擦挤压，没有突破最后那道防线。然后，两个人一起返回了校园。

女生回到宿舍之后，发现内裤上有几滴血迹，一下子慌了神儿：难道是处女膜破了？自己不再是处女了？

一夜无眠。

第二天一大早她就赶到医院妇产科门诊去查验处女膜是否完整。医生告诉她：处女膜基本完整。

女生拿到这样的诊断，一下子蒙了，什么叫"基本完整"啊？到底处女膜破没破啊？她顿时陷入困惑和痛苦。

妇产科医生看到她痛苦的样子，建议她进一步到精神科的心理治疗门诊就医。

她来到我的心理门诊后，跟我讲了上述情况。

我问她：处女膜是否完整，对你来说，为什么这么重要？

她说：我跟这个男生，虽然曾经相爱过，但是我们俩性格不合，在一起真的不合适，所以后来就分手了。现在，我们已经分手一年多了，我确信我现在已经不爱他了。我本来计划着等毕业后走向工作单位，找一个我真正爱的男人恋爱结婚，把处女膜献给我未来的丈夫。可是，如果处女膜已经破了，我将来哪有脸面再去开启一段新的恋情啊？怎么有脸去跟我未来真正爱的男人结婚呢？新婚之夜我被发现不是处女，这可怎么办？我的一生幸福全被处女膜破裂给毁了！既然我的处女膜已经被这个男生弄破了，我就只好嫁给这个男生吧。可是，跟他在一起，我真的不幸福啊！可我又能怎样呢？我该怎么办呢？

在临床工作中，类似这样的案例，还有很多。

很多女孩子会因为处女膜破裂或新婚之夜不出血而痛苦。受传统男权观念的影响，她们认为处女膜是留着献给未来丈夫的"神圣礼物"，认为女孩在结婚前不应该有性关系，一旦发生了性关系，不再是处女，自己就没脸嫁人了。

处女膜真的这么重要吗？

其实，真正让女生痛苦的不是处女膜破裂，而是对处女膜所持的传统错误观念，这些错误观念才是毁掉她们未来爱情幸福的罪魁祸首。

我会跟来访者说，曾有个跟你同龄的女孩，她婚前跟男朋友有过性关系，但她不像你这样痛苦，你知道为什么吗？因为她的思想观念跟你不一样，她说"处女膜是长在我身上的，是属于我的，我想什么时候拿出来用就用，处女膜绝不是我留着献给男人的礼物"。

借用这句话，在临床工作中，我不知帮助多少女生走出了痛苦。

临床上，还有一些青春期女生在性自慰之后，认为自慰是肮脏的性行为，然后严格克制，坚决戒除，结果发展成了强迫洗手症状。

有的男生认为自慰有害健康，坚决戒除自慰之后，变成了神经衰弱患者。相反，那些认为自慰没有害、没有戒除自慰的男生，没有患上神经衰弱。

还有的年轻人，无论男生或女生，见到异性就会心慌脸红、局促不安，眼睛会控制不住地去看异性的私处，认为自己很邪恶，感到羞愧尴尬，甚至紧张恐惧，于是总是逃避跟异性交往的场合。这在临床上叫"异性恐惧症"，属于社交恐惧症当中的一个亚型。

从上述案例中我们不难看出，性困惑在个体成长中是多么常见；普及性科学知识，是多么的迫切和必要！

然而，在阅读一些旧版的性学著作时，我发现书中存在许多问题。比如，有些性学调查报告年代久远，已经跟不上当前的社会发展了，里面会包含一些过时的甚至是错误的观点。有的作者太强调生物学的研究成果，忽视了心理、社会文化、价值观念等对性反应的影响。性社会学家往往太强调性道德，从而忽视了性的心理感受和身体反应。有的男性性学家在研究女性时，对女性性反应和性行为的解读往往会不可避免地受到自身性别和男权思想的影响。比如，有大样本的性学调查报告显示：男性在性爱开始后，大约 2 至 5 分钟就达到性高潮，而女性则需要 5 至 10 分钟，甚至更长时间才能达到性高潮。如果男性从阴茎进入阴道开始算时间，不到一分钟就射精，则被诊断为"早泄"。再比如，综合各类国内外研究报告：女性刚结婚的时候，只有大约三分之一能够达到性高潮；结婚几年之后，又有三分之一的女性陆续能够达到性高潮；而最终仍有三分之一的女性终身没有性高潮。面对这样的调查结果，男性性学家会做出这样的解读：男快女慢，女性缺乏性高潮，说明女性的性反应天生就很迟钝，女性的身体天生就没有发育出享受性高潮的能力，女性只能为男性提供性爱快乐，成为男性的泄欲工具和生儿育女的机器。

现在看来，不是女性的性反应迟钝，而是女性太压抑自己的性欲望，不敢放开自己。而且，很多女性在找对象的时候，经常是嫁给一个"喜欢我"的男性，只有被选择，没有主动追求并嫁给"我喜欢"的男性，在性爱中放弃了自己作为性爱主体的选择。在物资匮乏的男权时代，女性是弱势群体，需要通过结婚的方式来解决温饱问题，比如，传统的婚恋观念是"嫁汉嫁汉，穿衣吃饭"，后来演变成"嫁房子，嫁汽车，嫁户口"等。试想，女人所嫁的男人不是她自己喜欢的，虽然这个男人很有地位、很有钱，对女人也是百般讨好，但是，一碰女人的身体，女人就感觉全身发凉，避之唯恐不及，怎么会有性兴奋、性高潮呢？跟这样的男人过性生活，女人往往是把性生活当成尽义务，被动地忍受男人的性爱操作。

这能说是女性身体反应迟钝，缺乏性高潮能力吗？

这只能说，在男权社会中，女性失去了作为性爱主体的权利和地位，成了男性的附属品，从而沦为男性的泄欲工具和生育机器。

随着时代的发展和进步，有女权主义者喊出口号："不要性骚扰，要性高潮！"

可问题是，女性的性高潮，找谁去要？谁能赐予女性以性爱的幸福？

我认为，女性的性爱幸福，包括性高潮，不是男性赐予的礼物，而是自酿的美酒！性自慰就是女性获得性高潮快乐最基本的方法。要创造女性的性爱幸福，全靠女性自己。

已经有实验观察研究发现，女性从性自慰开始计时，到达性高潮，总时长不超过两分钟！

由此看来，女性自身的性反应能力一点儿都不比男性差。

那么，为什么女性通过自慰能达到性高潮，而跟男性做爱，却达不到性高潮呢？跟男性做爱时，即使女性能够达到性高潮，为什么也需要 5 至 10 分钟，甚至更长时间呢？

因为，在男权社会里，女性在性爱中，性欲望受到了压抑，女性不敢主动发起性爱活动，即使自己有性欲冲动，也要压抑和隐藏，不能说出自己的性欲冲动和性爱感受，不敢告诉男性哪些部位是自己的性爱敏感部位，不敢提出自己的要求让男性操作，害怕一旦主动表现或说出这些，就会被男性认为自己是不正经的坏女人。

由于女性在男性面前不肯表达自身性的欲望和感受，所以，男性性学家难以得到关于女性的真实调查资料。这使得男性永远都无法真正懂得女性，女性的性爱心理在宇宙间就成了一个巨大的科学谜团。

关于女性的性爱研究，美国女性性学家莎丽·海特在 20 世纪 70 至 90 年代进行了数万人的大样本调查，她总结撰写的《海特性学报告》，可谓性学经典之作，可与既往的《金赛性学报告》《人类性反应》等经典名著媲美，而其中的"女人卷"，更是值得一读，该书是从女性角度去调查和理解女性的划时代之作。

学习性科学知识，是每个人成长过程中的必修课。

现在，随着互联网和智能手机的普及，年轻人很容易在网上查找到相关的性知识。但是，这些网上的性知识，往往是快餐式的、碎片式的，不系统、不严谨，其中甚至宣扬了许多过时的或错误的观点，比如，"自慰有害"论，至今还在网上流传，对很多年轻人产生了误导。

我国的性学研究比国外落后几十年甚至上百年。开展性学研究和学术讲座的，大多是男性，他们一般是性社会学家、临床医生或教师，很少有女性性心理学家站出来为女性代言，去普及性知识。

甄宏丽是我的学妹，北大医学部毕业的女博士，专攻性心理学专业方向，是国内少有的几个性心理学女博士之一，她宣讲性学的勇气，令人敬佩。多年来她致力于性心理学知识的传播普及和心理咨询工作，开办过很多讲座，在网上能查到很多她的讲座视频和录音，让众多年轻人受益。经过多年的研究探索，甄宏丽博士终于撰写出了她的性学专著《谈性说爱：写给女性的性心理 24 讲》。

拿到甄宏丽撰写的这本书，首先我怀疑字数怎么这么少。众多繁杂的性心理问题，怎一本小册子可以解释清楚？然而，细细读来，我却发现"字少事大"，这本小册子写得非常大气，从生物学角度的性器官结构解剖，到个体的心理行为表现，再到社会文化、价值观念、男女平等、妇女解放，都有全面、简洁、准确的表述。比如，书中告诉读者处女膜的形态，如何用镜子探视自己的处女膜，女性性自慰时的感受以及操作方法，女性如何观察、体验和理解自身的性反应及感受，等等。

甄宏丽博士在该书中，还就"性和爱能分开吗""身体出轨或精神出轨，哪个是爱的底线""如何让性福保鲜""如何提升自己的女人味"等大家普遍关心的女性重要心理问题进行了讨论。

这本小册子，不仅具有很强的科学性、很高的学术性，而且文字通俗易懂。

该书最大的特点，我认为，是由女性来说出女性心中的情欲和感受，道出女性心中的性秘密。甄宏丽博士在为女性代言！该书所讲的内容，就像是女性之间的窃窃私语，很适合女性阅读，以促进女性性心理、性爱关系及人格等的健康发展。同时，我相信，男性读了这本书，会极大地满足他们对女性的好奇心，解除心中对于女性的困惑，更了解女性的性心理，更知道如何去尊重女性、关爱女性，建立和发展高质量的性爱关系。

该书也非常适合临床医生、教师、德育工作者、社会学工作者、父母，尤其是心理咨询师去阅读，以便在工作中能够运用书中的性科学知识，帮助那些有困惑、有需要的人。

性，不仅仅是生殖本能。性爱是两个平等、独立的主体间的双人舞。

希望该书的出版，能够帮助我们走出对于性的困惑，让性不再是伤害，让我们在性活动和性爱关系中，更能感受到人生的快乐、幸福与美好。

丛中

2021 年中秋，于北京

自序

　　2005年对我来说是个很重要的年份，从那时起我开始涉足中国性健康领域，担任性健康教育指南类杂志的责任编辑。也正是从那时起，我有机会接触到了国内外性健康领域的专家，通过他们，我了解到当时我国的性健康教育水平和发达国家的差距是非常大的。比如，在我国大中小学教育中，性教育是缺失的；而荷兰在20世纪90年代就在中学设置了性教育课程，目前已经深入幼儿园。又比如，我国人工流产手术每年在一千万人次以上，其中未成年人的比例高达20%，多次实施人流手术的不在少数。相反，荷兰是世界上人工流产手术最少的国家，24岁以下的青少年在政府专门设置的青少年友好服务中心，可以免费领取安全套，体检、人流手术也都是免费的，但是荷兰青少年不会因为可以免费做人流手术就不采取安全措施，他们的安全性行为意识是真正自主的，这是荷兰长期以来全国统一性教育的成果。在我国，不仅性教育从未进入过主流教育体系，能给青少年看的性教育读物也少得可怜。在这样的环境中长大的女孩子们，无法有智慧地面对性萌动引发的"早恋"，无法有智慧地处理性需求与婚恋的关系，无法有智慧地坚守安全性行为的底线，甚至无法安全地享受合理合法的婚后性愉悦。

带着对我国性健康发展的担忧，我在读博期间创立了适用于我国性亚健康女性人群的心理治疗方法，并应用于性心理医生的临床工作中。一路走来，已经十余年过去，我认为目前我国的性健康教育状况并没有非常明显的改观，特别是女性的性知识水平、性健康观念、社会性别角色定位、性生活质量，不但没有大幅度提升，反而与网络时代突飞猛进的社会文化发展形成了更大的反差。

在我的来访者中，不乏这样的现象：高学历、强势的女性患性交恐惧症的比例非常高；职场和婚恋冲突导致白领女性的"剩女"焦虑突出；经济独立的女性无法表达自己的性需求，长期处于性满意度很低的状态，并未摆脱根深蒂固的男尊女卑观念；"30+"女性的年龄价值丧失感导致的低自尊；等等。

其实，我早就想写一本书，好好跟大家聊聊中国女性的"性"。作为一名性教育老师和性心理医生，无论在科研工作，还是在多年的临床实践中，我都有很多新的发现和研究成果想要分享给大家。熟悉我的人都知道，我善于讲课，基于我在临床医学、性心理学和性社会学方面的综合知识背景，我在互联网上已经做了多年的性教育科普工作，网上关注我的朋友一直强烈建议我写本书，便于反复研读。

中国人历来对性问题讳莫如深，虽然《黄帝内经》《素女经》等古代书籍中记载了很多中医性治疗内容，但是从未突破中医养生的性学视角。所谓性养生，都是基于男性如何通过性行为，利用女性来养生，其标准也是如何能强壮阳具，行房时间长而不倒。男性为了能有炫耀的资本，都不会公开自己的性养生之道，因此造成了各种神秘感。在这种语境中，女性连起码的性平等都没有，更别说有谈论性的资本了。女性一旦谈论性话题，就会被视为淫荡下流。我们常说"食色，性也"，但在封建社会中，我们只是发扬光大了食文化，对性文化始终讳莫如深。

中华人民共和国成立至今，中华大地上的男女平等历经了半个多世纪的发展，女性的觉醒和经济地位的提升，使得更多的女性不再甘于充当男性的性工具，在性平等的道路上艰难地获得了一些进步。这无疑动摇了几千年来的中国文化，男性感到女人不再"女人"，由此产生了具有新时代特点的两性冲突。比如女性不再靠男性吃饭；女性不着急结婚，更不着急生孩子；女性的社会地位高过伴侣；女性希望获得性高潮；女性不再执着于处女之身；等等。这让男性产生了前所未有的危机感，同时也让很多尚未觉醒的女性感到迷茫，不知道婚恋"正道"是什么。中国女性的"性"逐渐成为现代人的热门话题，比如处女情结、女人味、性感、"圣女"骄傲、"剩女"焦虑、未婚先孕、单身妈妈、冻卵，等等。

想把中国女性的"性"看清楚、想明白，真的很复杂。上文提到的只是比较多见的现代中国女性的"性"现象，远未穷尽。即便如此，我们也不难看出其复杂性。处女情结这个话题，就充分显示了多学科交叉的特点。处女膜的概念属于性医学范畴；婚前性行为属于社会学范畴；体会性冲动的兴奋程度属于性生理学范畴；要不要发生婚前性行为属于性心理学和性教育学范畴；坚守处女情结，婚后因为怕疼无法完成性生活，属于性心理治疗学范畴。我们需要基于中国性文化的大背景，运用上述多学科的知识，理解、分析处女情结的形成、演变及现状，最终用适合中国女性的性心理治疗方法来帮助她们完成性生活。

本书从揭开女性的身体奥秘开始，讲述了女性性生理和性心理相互影响的关系；强调了尊重性本能的重要意义；对性与爱的关系、性与亲密关系等敏感话题展开了详细分析，阐述了全新的观念。最终指出，懂性、爱性是性福女人的基石，活出性感真我是女性魅力的核心。

多年前，在一篇访谈录中我就谈到，中国女性目前的性爱观是非常纠结的。中国女性追求性福已经不再遮遮掩掩，但是她们的性生活满意度很低依然是个不争的事实。

对于这个现象，我在博士课题研究中有一个新的发现：中国女性的主观性唤起受到太多因素阻挠，导致她们在体会性刺激时如履薄冰，无法感受到舒服的性反应。我把这个发现用通俗易懂的文字写在本书中，即大脑里的性爱闸门。在这个部分大家可以了解主观意识给女性的性反应带来的巨大影响，从而揭开女性的性爱谜团。

书中另外一个非常重要的知识点就是关于处女膜的科学知识。2014年在一个媒体新闻发布会上，我第一次提到了处女膜的解剖特点（它不是初夜必痛的原因），以及处女不能被"鉴定"这个概念。基于这个科学知识，我治愈了大量有性交恐惧症的女性性心理障碍患者，让她们过上了正常的夫妻生活。但是，迄今为止，这个科学概念依然没能出现在医学生的教科书中。而这也正是本书的一个独到之处。

除此以外，本书还有一个重要看点，即着眼于女性社会角色的定位，深入分析常见的亲密关系矛盾中鲜为人知的真正原因。我国虽然在工作报酬、教育机会等多个领域实现了男女平等，但是在性道德、性权利、性价值观等核心问题上依然存在严重的男尊女卑观念。女性只能在社会角色中与男性平起平坐。一旦回到女性的身份，她们就自降身价，持一种低自尊心态，导致亲密关系如一团乱麻。

这本书不是基于性技巧的性爱宝典，因为我认为性技巧匮乏不是阻碍当代中国女性走向性福的最大敌人。本书致力于攻破禁锢中国女性性福的"大脑性爱闸门",从生理、心理、社会三方面给女性输送力量,引导女性读懂自己的情爱困惑,走出自卑谜团,向性福和幸福的生活迈进。

重新认识你的身体

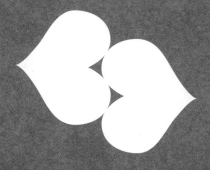

第1讲　我们都误解了"处女膜"

众所周知，一个人能在各种表格的"性别"一栏里，堂堂正正地填写"女"，并不是因为花容月貌，而是因为她具有女性生殖器官。生殖器官正常存在，才能让我们拥有性别身份，即是男还是女。

两性生殖器官具有同等重要的生理意义和心理社会意义，但是在我国重男轻女的文化影响下，从婴儿降生时"恭喜您，是个带把儿的"开始，男孩子的生殖器官始终得到积极关注。女孩子的外阴却几乎无人检查，甚至婚前检查时也不会检查女性的阴道，所有人都在保护处女膜的完整性，只有丈夫才能得此殊荣，把自己的女人"开包"，得到妻子的贞洁，从此对她负责。从表面看来，"处女"是如此神圣不可侵犯，女性生殖器官却被圣洁的帽子制约在不能看、不能摸、不能说的状态。

在这样的性文化影响下，女性认定了初夜必痛的宿命，抱着忐忑不安、等待验货的心态迎接自己的"破处"之痛。殊不知，这样的状态和女性真正想要发生性行为的状态背道而驰：紧张替代了放松，警惕替代了忘我，戳破替代了抱持，为爱牺牲替代了两性和谐。过度紧张导致以阴道为中心的肌肉痉挛，阴茎无法插入，双方通过各种沟通协作均不能解决，这就是女性最常见的性功能障碍，即阴道痉挛性交恐惧。

在我的性心理临床工作中，这样的病例非常常见，就像内科医生看感冒一样。女性觉得自己得了罕见的不可告人的疾病，痛苦且无助。她们的性坚守成了自己婚姻的壁垒，丈夫受不了性压抑要离婚，父母催生的压力越来越大。每当在治疗中，她们真正看到自己"处女膜"的长相，真正感触到自己阴道的长相，都有一种无言的愤慨：为什么没人早告诉我真相？

真相，一个多么简单的需求，可是，给起来却那么不容易。我将尽我所能，在这本书的最开始，就告诉女性朋友这个最基本的真相。

开篇测试

首先，请大家先做一个测试，回答下面两个问题：

你在镜子里认真看过自己的外阴吗？

你看得到自己的处女膜吗？

如果针对这两个问题你的回答都是肯定的，我要给你双手点赞。这说明你现在掌握的性知识已经很到位了，非常不错。

如果你对第一个问题的回答是肯定的，但对第二个问题打了一个大大的惊叹号和问号，那你就有必要认真往下看了。

首先，如果你在镜子里能够确认看到了阴道口，那么其实你就已经看到了处女膜。这句话听起来很神奇，就是说，处女膜生长的位置，不是在阴道深处，而是在阴道口。如果我们把进入阴道看成穿过一道门，那么处女膜就长在门框上。它并不是一层膜，这些知识都已经过时，你也永远看不到，更看不到膜上筛子似的孔洞。

你能够看到的是阴道口，它不是特别规则的一个圆，

重新认识你的身体

长有一些类似黏膜的结缔组织。可以说，这些东西实际上就是处女膜的残骸。可能有人会问："甄老师，我是处女，没有过性生活，你为什么说这是残骸呢？"因为女性的处女膜是长在阴道口的一圈东西，本来就不是一层完整的膜。在生长发育的过程中，阴道口长大，之前的处女膜组织就会慢慢被扯动变薄，变得越来越不明显。在成年女性的阴道口，只能看到一些残缺不全的黏膜褶皱的痕迹，所以我叫它残骸。

国外的儿科专家在检查新生儿时，会看女婴的阴道口是不是已经很好地形成了一个通畅的管道。如果这个管道不通畅，那就要在女婴还小的时候做一个小手术，让管道通畅。所以说，我们的处女膜从来就没有闭合过，从来都是破裂的，从来都没有一层膜。所以，"处女膜"这个名字是非常不科学的。

如果一定要给阴道口这一圈没有任何生理意义的东西起一个名字的话，我宁可叫它处女瓣，或者阴道口的褶皱。

文化溯源

古今中外都有"处女膜"这个表达，因为我们都处在男权社会中，只是程度不同而已。随着社会对平等、尊重、和谐的要求越来越强烈，对女性真正意义上的尊重逐渐登上历史舞台。对处女膜的科学研究，对"处女鉴别"的严重质疑，都是性教育发达国家发起的，并逐渐得到越来越多的国家的认可。为什么会有处女膜这个名字？实际上这是男权社会用来管理女人的一种手段。

在远古的母系社会，人们掌握的物质资源非常少。男性如果需要在女性的族群中谋求一个位置，最好就要和女性有交配的机会，并且留下属于他的孩子。主动权都是在女性手上。

但后来物质资源越来越丰富，男性身体强壮，可以占到更多生产资源，人类社会就慢慢进入男权社会。在男权社会中，男性要保证后代一定是自己的，他必须明确这个女性在跟他有性生活之前是不是跟别人发生过性关系，同时也必须确保这个女性今后不能和其他男性发生性关系，而男性在确定后代方面是被动的，因此就找出很多理由来管理女性，把女性当成他们的私有财产。

拥有三妻四妾成为男性能力和财富的标志，很多人觉得女性在结婚时还是处女就有身价，如果不是就掉价了，没法嫁到好人家。出于这样一种理念，才有了处女膜这个名字。大家以讹传讹，为了共同的性道德观念，就这样传了下来。这个过程中还进行了各种演绎。比如，在封建社会，新婚之夜在婚床上要放一块白色手帕，如果新娘因为"破处"而流血，就会染红手帕，称为"落红"，以证明这家娶到了贞洁的儿媳妇，是吉祥的象征。在一部国产剧中，一个已婚的国家干部和一个女孩发生关系，事后在女孩坐过的汽车座椅上看到了血迹，男人就以为自己得到了这个女孩的第一次，无比感动，不惜以身试法，发展这段婚外情。而事实是，当时恰好赶上女孩来月经，她早已和男友同居很久了。

还有人认为女性的第一次会非常痛苦，女性必须在婚前守住这个关口。疼痛这种牺牲是要给丈夫的，因为他能保证一个女人后半生有吃有喝，而且有尊严。这样对于女性而言，性就成为一种牺牲，一种交换。有性生活你痛苦，但你会有孩子；不这样痛苦，你就得不来孩子，没有孩子，你就没有地位，没有活下去的理由。这就是男权社会的产物。

但女性为什么特别相信初夜必痛这件事情？为什么特别相信处女膜是真实存在的一层膜呢？因为从历史文化到影视作品，都是这个调调，这已经成为不需要考虑对错的

"常识"了。在这样的心理暗示下,疼痛就是横在初夜前的一道坎。女性在首次性交时必然是紧张焦虑、无法真正放松的,现实生活中女性在第一次过性生活时,不疼的人真的不多。经历了疼痛的女性就像过了一道关一样,要为自己的付出发声,证明自己对爱的坚守。这种疼也就成了女性贞洁的标志,即便有不疼的、没有出血的,她也不敢说出来,因为这相当于是在给自己扣屎盆子。

关于处女膜的医学新发现

根据现在的调查,中国 60% 以上的女性在初次性生活时是不疼不出血的。曾经我有机会与一位荷兰专家交流,通过他了解到,在荷兰、瑞典,百分之八九十的女性初次性交是不疼不出血的。荷兰、瑞典是全球性健康教育人士公认的性教育最先进的国家。20 世纪 70 年代,荷兰开始倡导性教育工作,90 年代,性教育已经进入中学教育内容。进入 21 世纪以来,性教育陆续进入了荷兰的小学和幼儿园教育体系。经过若干年努力,虽然荷兰有合法的红灯区,但性病、艾滋病的感染率是全球最低的。近一半的荷兰年轻人在 18 岁之前会发生性行为,他们的非意愿妊娠发生率也是全球最低。这些都是因为正确使用安全套在荷兰已经非常普遍，而这正是安全性行为至关重要的保障措施之一，也是世界各国性教育工作的重点。在荷兰，家长会告诉刚上小学的孩子，家里某个角落有一个叫"安全套"的东西，现在他们用不上，但随着年龄增长，以后会用上；不要在任何时候以任何理由告诉爸爸妈妈，他们因为找不到安全套而忘了使用它，因为在家里，你总能找到。由此可见，性教育在荷兰已经深入人心，在学校，在家庭，在社会，都是很自然的东西。

我前面提到的关于处女膜的认知更新就是来源于荷兰，荷兰有给青少年提供完全免费辅导服务的诊所，在那里医生通常先询问青少年是否发生过性行为，然后再做检查，这样就有机会接触到没有发生过性行为的女孩子，在做妇科检查的时候，医生有机会去看她们外阴原本的样子。随着检查人数的增多，医生发现，单纯从外阴的状态看，根本不能判断这个女孩子是否发生过性行为。

这样的结论也是近年来知识的一种更新。即使在经验非常丰富的中国妇产科医生里，很多人也没有学过这样的知识。

这个知识点是性生理学的一个重要内容，属于性教育中的基础知识。由于目前性教育并未被纳入我国的义务教育体系，所以，大多数女孩子还是"不明真相"的。只有一部分接受过我们的综合性教育师资培训的老师，学习过这个知识点。这些老师并没有性教育的教学任务，他们是靠着一种责任感去做这件事。只有当这些老师真正在学校中开展性教育课程的时候，他们的学生才有可能受益。这些老师虽然优秀，但只是师资队伍中的极少数，他们力排众议开展的性教育课程肯定要从大众更关心的问题入手，比如保护孩子不受性侵犯，不可能首先抛出这个很可能招来各方压力的颠覆性的知识点，所以，目前看来，"真相大白"的时刻还未到来。但是我可以非常负责任地说，除了你自己，没有人能够判断你是否有过性行为。

反思：处女身份的意义

这时候，我们要反过来问自己，处女的身份对自己而言意义是什么？你保存着这样一个身份，它会给你带来什么样的心理作用？

"处女"这个词，已经不仅仅局限于没有发生过性行为的女性这个概念了。它衍生出的意义是，任何非常值得珍惜的第一次经历。这是非常美好的概念。显而易见，处女的身份可以让女性得到积极的认可，就像含苞待放的美丽花朵一样，让人珍惜、怜爱、小心翼翼地呵护。这是保存处女身份带给女性的积极心理意义。

同时，社会上也依然存在着物化女性的现象，处女的身份还意味着更高价值的性资源，男性想占有她们，就要付出更多的代价。由此不难看出，即使女性不觉得第一次性行为是一种牺牲，知道初夜不疼，也知道自己用镜子就可以看到处女膜，它就长在阴道口，不是一层膜，也没有什么可冲破的，不会出血也不会疼，保有处女身份对女性而言依然有非常重要的心理意义。

每一个女孩子对第一次性生活有新鲜感、好奇感，这种心理是可以理解的。但是，确实有女性利用自己的处女身份，在物化女性的社会中，主动去换取更多的物质利益，这和现代新女性的身份太不相符了。

但反过来，很多人即使获得了处女膜的新知识，也不见得性生活时不疼。这是因为一个女性成长过程中接收到的一直是过去的旧信息，面对这种突然的知识更新，大脑还不能产生稳定的认知。要想让大脑形成全新的概念，必须有强有力的事实为依据，即多次体验在放松身心、性兴奋的时候，阴道充分润滑，肌肉充分舒张，容纳阴茎的进入，完全不疼痛的性交过程。这样大脑才会用新的认知替代旧的认知，我们也不会再担心性交疼痛这件事。

举个例子，我的一个学员在了解了相关知识以后，知道了第一次性生活不疼，她的新婚之夜也确实没疼。但过了一个月后，她仍然觉得在过性生活的时候，心没有放在这个上面，也没有什么美好的感觉，于是来找我咨询。我问她："你在过性生活的时候，是否还在想着自己要印证些什么东西？"她说："您说得没错，我觉得好像真的不疼，怎么每次都不疼？"我说："你坚守了这么多年的信念，被我一夜之间打破了，你是否有一种自己之前被骗的感觉？"她说："我确实有这种感觉，我自己都没有意识到。"我有意让她通过行为强化一下认知，于是告诉她："你回去以后用小本子做一个记录，比方说过一次性生活没疼，你就记一次，看一个月之后，会不会发生一些什么改变。"结果没到一个月她就又来找我了，她说："甄老师，告诉你一个好消息，我有感觉了，我知道真正性生活的时候女人的那种感觉了，我彻底放弃了以前初夜必痛的认知，不觉得自己被骗了，而是觉得我已经比别人聪明太多，我没有体会过痛苦，这是我的幸运。"你看，她真的从积极的角度去体会，一切就都步入正轨了。如果她从消极的角度去体会，就是期待自己会疼，从而证明自己没被愚弄，这种困扰就会长期在她身上留存。

以上是对一个知识点的阐述，我们学知识，要去反思自己的性观念和性态度，耐心等它们慢慢转变，一点一点步入幸福。

第 2 讲　大脑才是最重要的性器官

接下来，我想跟大家探讨一下，为什么对于性生活，每个人的感受那么不一样。

有的人可能觉得酣畅淋漓，有的人会觉得垂头丧气；有的人会觉得太美好了，特别值得追求，而有的人会觉得肮脏、下流、没意思，甚至痛苦，也有人觉得性生活不过是一种肉欲的释放，只是一种冲撞游戏，根本谈不上美好。以上所有这些不同的感受，都是人类的性行为给我们带来的。

为什么会这样？其实这就是人类区别于动物的存在——我们的大脑会参与到我们的性生活中，它会给我们的性生活赋予意义，让我们感受性生活，是好是坏都是大脑说了算。大脑才是我们人体最重要的性器官。

真实案例：在性生活中嗑瓜子的妻子

我曾经遇到过一对来咨询的夫妻，男人特别生气地走进来跟我说："甄老师，我实在是不能忍受了，作为一个男人，我也需要尊严，为什么我老婆好不容易同意有一次性生活，她居然还能在过程中嗑瓜子，而且这都形成一种习惯了。我要是想和她过性生活，就必须忍受她嗑瓜子，而且她还不断催促我快点结束。"

我听完也挺诧异的，这种极端的案例我也是头一次遇到。当然，我也要询问一下妻子为什么会出现这样的行为。这位丈夫之前反复问妻子，妻子都没有回答这个问题。

妻子对我还是很坦诚的，她说："甄老师，关于嗑瓜子，我和他之间其实是有情结的。他在追求我的时候，不管刮风下雨，不管自己有多忙，都会去我最喜欢吃的瓜子摊上，给我买刚炒好的转炉瓜子。我当时被他的行为感动了，后来我们相爱结婚。结婚之后，我们的关系发生了种种变化，让我怀疑我们的爱去了哪里。性生活又给我带来了特别多的痛苦，我都不知道他为什么那么喜欢这件事情，我从来都没有觉得这件事情是愉悦的。甚至觉得我都给你生完孩子了，你就不要来打扰我了，我对你已经没有那种感觉了。谈恋爱的时候，我希望他碰我，也喜欢他的身体，但后来我没有这种欲望了，他还是有，我特别不能理解。但我知道自己要尽这个义务，于是就努力让自己接受他的行为，用嗑瓜子这件事来转移注意力，并且暗示自己'他是爱我的，他是爱我的'，如果不这样做，我根本无法忍受和他的性生活。"

听完这个答案，大家是不是跟我一样心情很复杂。为什么这位妻子会觉得性生活很煎熬，而这位丈夫会觉得自己和喜欢的女人进行性生活是天经地义？两者的差距实在太大了。从爱一个男人到很讨厌他触碰自己的身体，这个过程可想而知有多心酸。

在恋爱期间，瓜子是她体会男友对自己无微不至的爱的媒介，嗑在嘴里美在心里。她以为自己的老公会一辈子都这么体贴入微，以为这就是爱的牢固基础。但是她老公不善于表达，又恰巧对性生活非常重视，他认为自己照顾妻子是义务，而妻子满足他的性需求也是义务，他无怨无悔尽自己义务的前提是妻子要跟他有高质量的性生活。而这一点，他们在婚前是没有沟通清楚的。丈夫想当然地认为，他对妻子有强烈的性欲望，妻子也爱他，性生活美满是顺理成章的事情。而妻子对性生活想得很少，她只是期待丈夫在性生活中也会像在日常生活中一样体贴、温柔，不要带给她疼痛。

他们婚后的性生活中，丈夫非常冲动，前戏不够，让妻子觉得性生活中的丈夫像变了一个人，一点儿都不温柔体贴，在她身体和心理都没有做好准备时，就发生性交，阴道确实很疼。一次两次还可以接受，次数多了，她就害怕甚至讨厌过性生活。她觉得这爱的代价太大，所以对丈夫的日常照顾也越来越挑剔，觉得丈夫付出的远远比不上她付出的。

由此可见，这对夫妻对性生活在婚姻中的重要性的看法非常不同。丈夫认为爱需要通过性生活来体现，妻子认为爱需要通过丈夫的照顾与呵护来体现。所以，曾经的爱的见证——瓜子——成了妻子熬过性生活的救命法宝。

革新观念：女人大脑里有一个性爱闸门

实际上，女性在做爱时，脑子里是有一个性爱闸门的。简单说来，大脑里有一个"奖励系统"，由很多神经核团组成。性爱之所以销魂，就是性反应可以激活这个奖励系统，产生幸福、欣快等美妙感觉。但是，这个激活过程受很多因素影响，例如性观念、性态度、情绪、对意外怀孕和（或）上床后分手的担心等。一旦这些影响因素阻断了激活通路，人就感受不到主观性愉悦。人类的性反应其实包括大脑产生的主观性反应和生殖器官产生的客观性反应。女性的主观性反应往往受到上述因素的影响，就像大脑里有一个闸门一样，只要关闭了，就感受不到性器官的反应。因此，我把这个闸门称为性爱闸门。

这个闸门特别有意思，只要它处于开启状态，我们的性器官受到了刺激，大脑就会觉得刺激是美好的。即便不是女性最想要的方式，女性也会积极引导爱人给予自己刺激，会想方设法地表达和满足自己。

但如果性爱闸门关上了，女性可能根本就不愿意和爱人探讨这个问题，也懒得去引导他，甚至对方平时做得很对的一个动作，现在也觉得是错的，比如说以前觉得舒服的刺激，现在变得疼痛，变得特别难受，等等。

这个神奇的闸门就是大脑参与女性性行为的一个特别重要的证据，就是主观性唤起这个概念，在这一点上女性尤强于男性。

男性勃起反应显而易见，所以生殖器官的客观感受和大脑的主观感受很容易一致。但男性感受身体上的愉悦，对性的美好感受，也要有大脑的参与。如果大脑不参与，或者大脑认为是一种纯发泄、纯刺激，那男性对性生活之后的回味也是很少，甚至没有的。这里说的回味，指的是具有感情色彩的亲密、依恋。比如，如果男性对对方完全没有感情投入，完全靠视觉和触觉上的刺激，射精以后就会觉得累、疲倦、空虚。但如果男性对对方有情欲方面的感觉和冲动，射精以后就会觉得爽、畅快、轻松愉悦。射精过程是客观存在的生理过程，同样的肌肉收缩、精液排出，给男性的感受可能完全不同，这就是大脑在其中的重要作用。

《查泰莱夫人的情人》一书中有这样的情节：查泰莱爵士因伤导致截瘫，腰以下感觉运动功能都丧失了。他渴望拥有自己的孩子，听说电刺激尾椎处的神经中枢可以让男性勃起并射精，就找来医生在家中尝试这样的电刺激，但是以失败告终。电刺激男性的勃起中枢可以实现勃起，但截瘫患者只能看到自己勃起，勃起时应该有的阴茎的感觉上传不到大脑，患者不能产生相应的心理感受，这让高傲的爵士完全无法接受，感到痛苦异常。虽然这是小说里的情节，但是它说明了大脑感觉的重要作用。男性的大脑对自己勃起、性交、射精的感受和认知，决定了他们性愉悦与否。

与男性相比，女性阴道湿润的反应很隐蔽，而且这种反应也不像男性那样强烈。如果女性对这种感觉是羞涩的，是躲闪的，甚至是压抑的，真的就会让自己感觉不到反应。但如果女性大脑里的性爱闸门开启了，而且面对的男性是自己非常心仪的，那性生活中的刺激女性也会往正面放大。比如，你非常喜欢的一个男生吻你，牵你的手，搂你的腰，你可能会给这样的行为赋予丰富的浪漫的意味。你会特别享受，特别有爱的感觉。如果这个男性是你非常拒绝的，那所有的这些感受就全部关闭了。与这样的男性发生性行为，你会觉得是一种侵犯，一点都不享受，甚至会感觉痛苦，你会用身体肌肉的收缩来反抗。

生活中就有这样的例子，尤其是在婚前性行为中，好多女性其实并没有完全放下心里的包袱。比如有的女性会担心："万一怀孕了怎么办？我们还没有领证呢。""万一上床之后他把我甩了，我就不再清白了，怎么跟下一任交代？""我现在为他做牺牲，跟他上床了，他一旦对我不好了，我可怎么办？我再也没有退路了。"所有这些杂念混在一起，就会让大脑里的性爱闸门关闭。这个男性在亲吻你、爱抚你的时候，你觉得没问题，但是一旦性器官接触，你的闸门就会关上，你觉得这就是一种侵犯。所以很多男性都会觉得莫名其妙，可以亲吻，但是不能发生性行为。如果女性对性行为是拒绝的态度，即便强行发生关系，感觉也非常不好。

女性如果在清醒状态做爱的时候出现这种情况，就说明其实你的身心并没有打开，大脑和性器官之间的刺激与反馈是不畅通的。这样是没办法获得良好的性体验的。

影响大脑性爱闸门开启的因素

上面提到女性的大脑是非常重要的一个性器官，那什么会影响大脑里性爱闸门的开关，又是什么能够影响它是往积极的方面赋意，还是往消极、可耻的方面赋意呢？影响因素有如下几个：

第一，性道德观点压抑女性性能力。长期以来，中国女性都深受封建礼教余毒的残害。对于男性和女性的性道德，一直都有双重标准。比如，男性的性能力是受到推崇的，一个男性的勃起、硬度都很好，持续时间长，能让好多女人怀孕，就说明他能力强。没有人鄙视这样的男性，顶多说他花心。

但对女性，就很少有人这样想，大家都尽量隐藏女性的性能力，觉得女性能生孩子就可以了。如果她长得太性感，动作太风骚，就不是好女人，或者不是一个本分的女人，根本不可能得到善待。这样，女性在性道德上就被卡住了，不允许自己在这方面想得比较多，更不允许自己享受性。比如电影《西西里的美丽传说》中充满魅力的性感少妇玛琳娜，她的美不是错，但是却带给她无尽的痛苦。

另外，受性道德观点的影响，女性不敢学习性知识。如果一个女性主动学习性知识，可能就会被人质疑想做坏女人，所以很多女性就不去学习了。结果就导致恶性循环：不去学习，你就是一个小白；你是一个小白，就更不知道如何让自己的身体保持性健康。这样，你的性器官大脑健康的可能性就更小了。

第二，女性对自己的定位存在偏差。很多女性觉得本质上女性和男性是不平等的。这种现象普遍存在于当代社会，不是我国独有的。这是男权社会中女性地位提升过程中必然会出现的现象。一个女性要想获得一定的社会地位，得把自己女性的身份隐藏起来，要用男性的一些特质，比如能打敢拼、不怕吃苦、不轻易流泪、判断力强、执行力强、果断等，才能占得一席之地。从这一点上讲，在性生活方面，作为女性这样一种有灵性的存在，你能够绽放吗？几乎是不可能的，因为你不习惯作为女性自己就应该被理解、被尊重、被认为是可爱的。

第三，很多女性认为只有在爱的基础上才有权利享受性愉悦，也就是所谓的性和爱是不可分割的。在此基础上，有些女性推导出一种观点：性愉悦是完美爱情的标配。换句话说，她们不仅认为有爱才能有性，而且认为爱到极致的时候，性愉悦自然而然会出现，如果没有出现，就说明爱情有瑕疵。换句话说，这样的女性在体会不到极致的爱的感受的情况下，根本不想做爱。这就抬高了做爱的门槛，因为极致的爱的感受不会经常出现，这就导致影响亲密关系的所有因素都可能会让性爱闸门关闭。这些影响因素包括生活琐事的牵绊、负性生活事件、沟通问题、个性和性格等。这些因素表面上看跟性愉悦没什么关联，但是都会让女性感觉爱的热度降低了。这就是常见的男性抱怨女性性冷淡，女性抱怨男性不爱她、满脑子耍流氓的原因。不难看出，这里有完美主义害死人的问题，但更重要的是性与爱的概念问题，这个问题在后面会详细探讨。

第四，有的女性觉得自己性魅力不够。有句古话，女为悦己者容。这体现了中国传统文化中，女性因为有了欣赏自己的心上人才用心打扮的思想。也就是说，如果没人真心喜欢自己，再美丽的女人也会觉得自己形容枯槁。体现在性魅力这件事上，女性的惯性思维是：这个男人因为自己兴奋不已，才说明自己有性魅力，即男人的反应是唯一判断标准。因此，女性在性爱中长期处于一种被检验的状态，无法自然放松下来，脑子里充满问号：他觉得我的胸够大吗？他觉得我的皮肤白皙吗？我的腿太粗了吧？我的臀部是下垂的，他发现了吧？等等。当这样的思绪充斥大脑的时候，性爱闸门根本无法开启。比如我的一个女性来访者，谈恋爱之前对自己的外表很自卑，觉得自己不漂亮，没有男人会爱她。后来有个男生出现了，一见到她就很兴奋，总想亲亲抱抱，她非常享受这个状态，感觉自己也是个有魅力的女人。为了保持这个状态，她屡屡拒绝男友的性要求，怕上床后男友不再会对她这样垂涎欲滴。带着这样的忐忑，她和男友结婚了，婚后果然出现了她最不想看到的情况：丈夫不再那么主动接近她了。于是她觉得自己魅力全无，非常痛苦。实际上，她从来都没有对自己的性魅力做过客观审视和评价，从来都没有全身心投入两人的性爱，而这才是性魅力最重要的根基。

这本书某种意义上就是针对女性被男尊女卑的性道德观念束缚，导致大脑性爱闸门关闭的情况而写的。我国提倡男女平等、实现男女同工同酬已经半个多世纪了，但是性道德平等还没有得到足够的重视，男女双标的情况还很明显。比如男性性能力强、性欲旺盛，就是身体好，自己可以偷着乐；女性性能力强、性欲旺盛，不仅跟身体好一点儿关系都没有，还会自责"淫荡"；男性讲黄色笑话是幽默，女性讲黄色笑话是下贱；等等。真正男女平等、彼此尊重的和谐社会，对于男性和女性应该是同样的标准，男女的性权利都值得尊重，男女的性行为都不可以乱来，都要有做人的行为底线，都有权利获得性愉悦，都有权利获得性的隐私保护，等等。

另外，这本书会教给大家一些性知识，因为只有了解了性知识，女性才能正确、科学地保护自己的性健康。要想让大脑参与进来，并且让最重要的性器官感到愉悦，女性必须要从知识、观点和态度上进行调整。

看到这里，你不妨反思下自己，前面提到的那些情况你有没有：

你有没有处女情结?

你的潜意识里有没有觉得男尊女卑?

你有没有觉得女人风骚一点、性感一点,就不是好女人?

你是不是根本不知道应该如何去做爱,所以根本无从表现?

......

如果你有以上这些想法或者观点,请接着读下去。很多知识也许一听就会,但观念和态度一定是在慢慢学习的过程中,通过思考和反馈,才有可能改变和提升。

在这里,我还要强调一句话,也就是这本书的主题——努力做一个懂性会爱的女人。这样的女人,懂得性知识、性技巧,懂得尊重自己和他人的性权利,会体会爱,会表达爱,能享受爱,能付出爱,始终能获得真正想要的爱情、尊重和幸福。

重新认识你的身体

第3讲　对自己身材不满的背后

作为女人，爱美是天性。随着年龄增长变得成熟，每个女性其实都希望自己有性魅力。

女性魅力是指所有女性角色展现出来的魅力，包括很多方面。女性从小到大有很多角色：小女孩、少女、成熟女人，女朋友、情人、妻子、儿媳、祖母或外祖母，等等，每个角色的魅力有相同点，也有不同的侧重点。性魅力是女性魅力的重要部分之一，这一章主要讲性魅力，也就是和性吸引力联系紧密的女性魅力的部分，关联的角色是少女、成熟女性、女朋友、情人、妻子等。

女性关注自己的性魅力理所应当，但如果过度关注，或者出现导向错误，都会给女性带来很多困扰。所谓过度关注，是指忽略女性角色中其他魅力的重要性。所谓导向错误，是指性魅力的标准单一，不结合自身情况，盲目否定自己。我曾经接过一个女孩的案例，她一想到婚恋问题，就盯着自己的长相、身材挑毛病，没有大胸、不练出蜜桃臀就不敢谈恋爱。其实，谈恋爱是两个人全方面了解和吸引的过程，性格、处理问题的方式、价值观等，都非常重要，只强调性吸引很显然是片面的。

一个测试

我们都知道，S形曲线是女性身体一种美好的状态。爱美之心人皆有之，让自己的曲线美起来这种愿望自然也是非常正常的，并且我认为这是一种非常积极的想法。

> 你是乳房发育在先还是月经初潮在先，你还记得吗？
>
> 你第一次佩戴文胸的时候知道如何选尺码，如何正确穿戴吗？

但我们不能只固着于S形曲线这样的"美好愿望"上，

即没有傲人的胸脯和翘臀就自卑，我们要更多关注自己是否正确对待了自己的身体。现在我们来做一个测试，你可以回忆一下，看看你在成长的过程中是不是正确对待了自己的身体：

首先看第一个问题，你是月经初潮在先还是乳房发育在先。恐怕好多人都稀里糊涂的。事实上应该是乳房发育在先。月经初潮标志着女性的第二性征已经发育完成，基本成熟。也就是说，这时候的女性已经可以孕育胎儿了。但月经初潮时女性年纪还小，这个时候孕育胎儿是很危险的，因为此时女性的身体还没有达到孕育胎儿的最佳时期，孕育胎儿不仅需要母体生殖系统的参与，也是母体各系统协作完成的工程。青春期的女孩子，身体各系统正处于生长发育的重要阶段，妊娠会打乱正常发育的进程，即便正常分娩出健康的婴儿，对母体的影响也非常大，这种影响往往在多年以后才会出现，我就不在这里赘述了。正因如此，我们才鼓励尽量晚发生性行为，而且如果有性行为，一定要采取安全措施。

而乳房在一个女性有能力做妈妈之前就已经发育完成了，否则孕育胎儿之后，就无法哺乳。你还记不记得，在乳房发育了以后，你可能会觉得很不好意思？如果你是班里发育比较早的，就会更不好意思，因为别的女生的身体还没有变化，你会被先关注到。

学习好，个儿长得高挑，我们愿意被别人看到。但乳房发育这件事情如果被别人关注到，很多人可能都会有点羞涩，被别人看的时候，自己心里会感觉特别不知所措，而且往往也没有人教我们应该如何应对身体的变化。所以很多女孩子通常都有一个阶段会尽量掩饰自己乳房的发育。比如有的女孩子走路经常不挺胸抬头，喜欢含胸，甚至有的女孩会把胸部勒上，不让它特别明显，以防被别人看到。这些其实对我们的身材发育都有坏的影响，可能会造成脊柱后凸畸形、乳房下垂、乳头凹陷等。

第二个问题，如果在第一次佩戴文胸的时候，你就知道如何选尺码，并且掌握了正确的佩戴方法，就说明你是正确积极地对待乳房发育的。一个积极期待自己的乳房发育的女孩子，不会仅仅停留在羡慕胸部丰满的女生的阶段，她会想办法让自己变成胸部坚挺的女孩子，并且认为这是一件让自己骄傲的美好的事情。她会查找信息，了解乳房发育的影响因素，除了遗传因素，她会把后天能做的都尽量做好，不辜负自己的爱美之心。

如果你不知道，可能是因为羞涩，或没有学习途径，抑或完全忽略了这个问题。你可能还会觉得"那样太招人，很危险"，或者可能有其他想法，所以不知道如何佩戴文胸，如何去选用。其实女孩乳房刚刚开始发育时，不需要佩戴文胸，因为这时运动还不会造成乳腺的颠簸、受损，发育到一定程度，我们才需要佩戴文胸，目的是在行走、做各种动作时，不至于让乳房过分被牵拉、下坠，造成乳房韧带受损。而且少女发育时，乳腺是一点一点长的，我们要给它一个舒服的空间，不能勒着它，也不能完全不管它，必须得保护着它。这就是我们选择合适的文胸的道理。

不是穿文胸的女生就都是臭美，这是对自己身体的一种呵护，是最基本的。当然，文胸有各种花色、形状、材质，在少女发育的过程中，建议不要过分强调那些上托、聚拢的功能，你只要让乳房舒服地待着，让它透气就行了，这是最重要的。

性体相的表达：关系中，外貌因素最多占 50%

什么叫性体相？简单来说，就是你感觉到的你的身体所有能体现性魅力的部分。

如果你的身体在表达性感时存在障碍，就叫性体相表达有问题。举个例子，在约会时，你对自己展现出来的外在形象是否满意，是否认为自己是一个有魅力的人，以及是否可以让自己展现出最美丽的状态，能不能达到自己满意的水平？另外就是在脱掉衣服进行性行为时，你是否觉得自己的身体是具备性魅力的？这些都可以检验我们的性体相表达是否存在问题。

有些女性觉得自己会打扮，会扬长避短，但脱了衣服就有各种担心；有些女性觉得自己穿衣服也不好看，就是一个非常不好看的女生；有些女性因为自己是平胸，特别讨厌自己的身材，无法正常谈恋爱，觉得自己无法获得男性的真爱；有些女性因为胸部丰满，就认为自己无法获得可靠的男性的爱，觉得他们都是冲自己的胸来的，不是冲自己的人来的；等等。这些其实都算性体相表达障碍。千万不要这样。

性体相表达障碍，会严重影响女性在性爱时的体验。它会让女性焦虑、担心，在性爱中很难放松身心去享受性愉悦，从而影响女性的性爱体验，严重时可能会影响亲密关系的发展。性爱是亲密关系中很重要的内容，也是亲密关系区别于其他人际关系的关键。无论男性还是女性，对性生活质量都是有期待的。特别是在恋爱的激情期，男性对性爱的需求非常强烈，但如果性爱中女性顾虑重重，很

重新认识你的身体

难投入，会让男性感到现实版的性爱比预期的"骨感"很多，恋爱热度会降低。敏感的女性可能会认为自己遭遇了"上床死"，错爱了渣男，成了性的牺牲品，从而对男友信任度下降，导致亲密关系矛盾多多。

我告诉大家一个小秘密，根据对男性性心理特点的分析，以及临床经验，一个男人在第一次约会之后再主动约你，就说明你在视觉这方面基本是过关的。所以，只要有第二次、第三次见面，你就要相信最起码在外观上，对方对你已经基本满意了。

有的人可能会问，情到浓时发生性关系，或者婚后发生性关系，那时候丑媳妇也得见公婆，我的身体得暴露在他面前，怎么办？

其一，身材完美的人几乎是不存在的。其二，萝卜白菜各有所爱。你特别在意的平胸，可能在你的爱人看来不是问题，他可能特别喜欢你的皮肤；你可能特别在意皮肤，别有青春痘什么的，但他可能特别喜欢你的脖颈、手臂、腿、腰等。

在和男性交往的时候，女同胞们千万别自己先泄气。性关系中的性魅力表达，性体相的影响最多就占到一半，也就是说，如果发生性关系后男性给你打满分，那你的身材只占一半。这就叫作情人眼里出西施，因为他和你在一起并不是花钱买性服务，他是对你整个人的认可。

那接下来的另一半用什么去填补呢？实际上是你对他性刺激的反应。他需要看到一个专属于你的有性的感觉的东西，这些东西在日常生活中不出现，只是性爱时你表现出来的样子，比如眼神、声音，还有肢体动作等。所有这些自然的反应，会让一个男人觉得这是鲜活的，并且这种反应是他的刺激带来的，他心里会非常有成就感，对他来说你也非常有魅力。这跟男性大脑结构无关，而是男性的性心理特点。男性最喜欢视觉刺激，他们不仅喜欢女性肉体本身，更喜欢性兴奋中的女性红润光泽的肌肤，以及肢体扭动带来的画面。这时候，男性不会对女性三围尺寸较真儿，而是会被这个活色生香的女人的整体表现深深吸引。试想，如果这个女人身着同样的衣服，一动不动躺在那里，眼神紧张，对男人的触碰没有反应，吸引力必然直线下降。

所以不要让对自己体相上的不满意，影响到你与爱人发生性行为时的自然表达。你大脑里的性爱闸门，一旦因性体相表达障碍而关闭，对对方给予的刺激就不可能有自然的反应。这样就丧失了另外一半的魅力，反而得不偿失。

重新认识你的身体

适度不满，积极改变

万事不能过度，不理智地追求极致，不仅不会让自己变美，还会出现更严重的问题。比如，很多女性为了减肥，发展成了厌食症，生命安全都成了问题；有的女性盲目追求某些明星的五官，自身面部特征不适合也不管不顾，导致整容失败，反而给自己带来更多的痛苦和烦恼。

这也是我想提醒大家的，就是我们对胸部、整体形象、容貌、身材等的不满，要允许其存在，但不能怨天尤人，而是要努力去改变。

比如皮肤不好，所有的女性都知道要护肤，在这方面一定要用心。我们在意的性体相一定要用心呵护，日常的护肤、保健都特别重要，不能忽视。同时，可以坚持锻炼，保持身材，这也是很重要的。

我觉得我们要坚持一个原则，就是看到自己的不足，要迎难而上，但是不能用完美主义来苛求自己。在短板上我们要继续努力，不能放任不管，该锻炼锻炼，该减肥减肥，该塑形塑形。但不能觉得自己再怎么努力也没有用。记住，你再怎么练也只能拿到一半的分数，剩下那一半根本不是练出来的，而是你真实的反应。

欲望只是你的本能

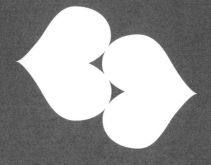

第 4 讲　如何面对"我想要"的本能欲望

我经常听到女性朋友跟我抱怨，说理解不了男方的需求怎么那么多，自己怎么就没那么想，每次都是男方主动，有的时候自己不是很想配合，是不是性冷淡。

"性冷淡"这个词，曾被定义为一种女性性功能障碍，指的是女性性欲低、对性刺激反应弱、没有性愉悦感等。基于女性性心理学的发展，人们对女性性心理障碍有了更科学的分类。"冷淡"这个词被认为是贬义的，已经不再用于诊断女性性功能障碍。

其实做爱次数少不一定是欲望低，现实生活中欲望低不一定性梦少，做爱没感觉不一定是自己不能被点燃。女性性心理很复杂，不能一概而论，更不能轻易给自己扣帽子。女性的性欲望在大脑里的表达和体验，可能要比身体做出的性行为更丰富、更复杂、更难以理解。

男性的性欲望是外显的，比如说晨勃，他可能就有一种心理暗示，觉得自己挺好，精力旺盛，还有需求。尽管晨勃跟他真正的性需求没什么太大的关系，但他认为，勃起是一件很好的事情，代表着健康、有能力、有自尊、有自信等。

而在我们的传统教育与文化环境中，女性有性欲望和性需求可不是一件好事。电影《菊豆》《大红灯笼高高挂》中的女性形象，都是有性欲望的女人，都被认为是红颜祸水。好像生活的不幸都是女人的错。现实生活中极少有女性会自夸性方面的能力。我们的文化对这种事情从来都是藏着不说，但大家其实都心知肚明。我们对于人本能的需求，很多都是压抑女性而鼓励男性的。实际上，女性想过性生活，有性的需求，我觉得这是一件好事，证明她们生命力旺盛。

只要是本能，我们就不应该压抑自己。我们要了解自己的欲望，比如我们需要知道自己的性需求是有变化的，和男性相比有一个时间差。男性青春期发育两三年之内性能力就到达人生巅峰，后面就开始慢慢走下坡路。女性则不然。女性在青春期发育以后，性能力会经历一个缓慢爬坡的过程，随着年龄的增长，女性的性需求逐步增加。一般来说，女性在三十岁之后，对身体接触、直接的性刺激的需求会越来越明显，到四十岁左右会到达巅峰，并且，高峰期可以持续很多年。

所以如果一个女性找同龄人谈恋爱，就会与伴侣之间存在这样的需求落差，这很正常。那我们怎么面对本能的性欲望，判断自己是不是性欲太弱了呢？除了性生活频率以外，我们还得去分析，自己有没有做过性梦。还有，当你看到一个艺术作品时，有没有很容易联想到和性有关的事情，等等。这些情感上细腻、美好的东西相融合，其实是女性欲望的一种常见表现，但几乎都被忽略了。而且就算是体会到了，很多人也不愿意把它往性需求的方向贴，感觉太脏了，认为是艺术的熏陶和对时尚的追求，是对大自然美好的体验。这些解释都对，但同时它也是女性本能的欲望。

《梦的解析》是弗洛伊德的经典著作，书中提到，在隐秘的梦境中所看见、所感觉到的一切，呼吸、眼泪、痛苦以及欢乐，是有意义的，同样，梦里的性感受也是有意义的。奥地利心理学家阿德勒认为，梦是在潜意识中进行的自我调整和激励，以及对未来目标的设定。也就是说，日常没有被满足的欲望，我们在梦里实现，以缓解潜意识

欲望只是你的本能

中的压力。

性梦的判断标准有两个，一是看梦里你有没有身体反应，二是看梦里有没有明显的性的画面。比如，女性的梦里出现的很可能不是赤裸裸的性器官，而是人的肢体。还有就是会出现一些和浪漫有关的东西，因为女性通常会把性相关的东西泛化，这些浪漫的东西包括海滩、飞驰的骏马、飞翔的海鸥，甚至是老鹰、山洞里的蛇，等等。但你明确知道这个梦和其他的梦是不一样的，而且不能解释，这可能就是性梦。①

上面提到的动物和场景就是一种性器官的投射，这些平常我们可能会忽略。另外，性梦中的身体和大脑是相通的。如果你梦到了一些很可怕的场景，比如漆黑的山洞里有蛇，还有匕首、血迹什么的，你的身体也有反应，这也算性梦。匕首、鸟嘴、鱼这些都是性器官的投射。

性梦实际上是人类性欲望的一个显著标志，现实生活中如果性需求没有得到满足，我们会在梦里满足。一个人如果做性梦太频繁，就说明日常生活中对自己的需求太过

----

① 本处提及的梦境中的动物和场景的心理意象概念，读者如想进一步了解，可参考《来自东方的心理疗法》一书。

压抑。如果性梦不是很频繁，一个月有那么一两次，是非常正常的。如果你做了性梦，应该马上意识到在现实生活中要释放一下，不能再压抑自己，也不要因为自己做了性梦而有心理负担。

女性面对自身本能的欲望，首先需要客观地去感受，积极地去接纳。不要仅仅关注自己是否渴望现实生活中的性生活，更要关注其他情况，比如性梦或白日梦的频率和内容。你在观看影视作品中男女主角亲热的画面，看小说中描写性接触的桥段，看双人舞表演，听性感音乐的时候，仔细体会自己有没有出现身体反应，包括呼吸和心跳加快、脸红、手心出汗、肢体松软发麻、阴道润滑等常见的性反应，也包括肢体抽动、腹痛、头疼、恶心等不常见的身体变化。你有没有经常发无名火，有没有被莫名其妙的焦虑情绪困扰，等等。这些情况都是你自身的性欲望没被满足的表现。

我曾经遇到过这样一个案例，一个女孩小时候是个孩子王，跟很多男孩子都是好朋友，也非常开心。在进入青春期后，父亲下班回家经常看到她和男孩子玩在一起，就用很难听的话严厉批评了她，从此她断绝了和所有男生的交往，只闷头学习。后来她自己创业，听从父母安排，与自己的一名员工结了婚，婚后多年都无法完成性生活。她否认有任何性欲望，所以无法做爱，甚至听到有人提及任何与性或者生殖有关的词语，她都会腹痛难忍，而且拒绝做妇科检查。经过性心理治疗，她终于可以完成性生活，并去做了妇科检查，结果显示，没有可以解释她的腹痛的生理疾病存在。她腹痛的真相其实是，性污名化的观念深入她的内心，但她又有着正常的性需求，一旦这个需求冒出来，她就会厌恶自己，所以她努力压抑性欲望。而欲望不是压下去就没了，反而会愈演愈烈，以至于听到生殖方面的字眼她都会有反应，为了进一步压抑自己的欲望，她只能坚决否认自己的反应是性反应，大脑于是把这种反应定义为奇怪的腹痛。

这个女孩就是一个典型的压抑性欲望的案例，而且已经严重到自己无法排解，后面经过专业的性心理治疗才完全康复。如果你在面对自身性欲望时，很难全部接纳里面一些消极的东西，不要恐惧、不要绝望，可以找专业人士帮忙化解。

女性的主观欲望丰富多彩，如何去面对这种丰富多彩，是我们的一种性态度，简单地压抑只能让你自己受煎熬，必须要积极面对。我们要做懂性、爱性的美丽女人。

第 5 讲　身体会给你发信号

现实生活中很多女性都担心自己是性冷淡，觉得自己是身体健康的成熟女性，性生活次数很少，也不怎么想和男性发生性关系。她们觉得这是不对的，自己应该有需求，却又真的不想发生性行为，觉得自己会不会是性冷淡。

一个人的欲望是否强烈，是否有这种欲望，都和她是否发生了性行为没有关系。比如，现实生活中你饿了，有食欲，想吃东西，但手头没有吃的，或者手头的东西你不想吃，不至于马上会被饿死，还可以再等一等。这其实就是指，我们的性欲不是没有，但可能没有找到合适的条件去发生性行为。

前面我们讲了性梦，这些都是女性有了性需求之后身体上的一种反应。性梦是一种纯精神上的释放，如果欲望不能够被满足，就会被压抑在心里，造成焦虑，这种焦虑必须释放出来。欲望会在你无意识的情况下从梦里释放出来，这是我们身体的一种保护机制。

自慰则是我们在有意识的情况下的自我释放，是一种更积极地面对自我需求的方式。我国学者对大学生群体的自慰现象做过很多调查，得到的结论基本相同：男性自慰的比例在九成以上，女性自慰的比例逐年升高，但是远不及男性，最多也就六成。但不管怎样，如果你的身上出现过性梦和自慰这两种情况，就不能说自己是性冷淡。

有人问，如果自己很久都没有发生过性行为，也从来不做性梦或者自慰，是不是就真的是性冷淡了？我可以告诉你，你依然不是性冷淡。临床诊断性冷淡是一件难上加难的事情，我们身体的很多信号都能够说明一个人是有性需求的，比如视觉、触觉、嗅觉、听觉，包括你欣赏的音乐、舞蹈、图画、雕塑，甚至建筑等，都能暴露你的性需求。

现实生活中，我们可以通过一个人脱衣服的动作分析出她身体的需求程度、性信号的释放。比如有的女性穿脱衣服时很注意照顾自己肌肤的感觉，也很注意穿脱下来衣服的放置等，这样她就是在释放一种非常美好的性的信号。因为女性的触觉是非常敏感的，跟肌肤接触越亲密的衣服，越是跟触觉（和性的信号）相关。拿脱T恤这个动作举例，男性的典型动作是嗖的一声，从头上褪下T恤，然后随便一扔。女性典型的动作是相对缓慢而柔和地把T恤从头上褪下，整理下正反面再放在一旁。更有女人味的动作是在此过程中配合腰部、胸部和颈部的曲线扭动（特别是在T恤比较修身的时候），这样的动作可以让女性充分体会脱衣服的过程带来的触觉变化，而她在用最适当的动作让这种触觉变化更舒服。男性可能会觉得这是小题大做，但这正体现了女性感性的一面。如果一位女性脱衣服的动作跟男性脱衣服的动作很类似，至少说明在做这个动作的过程中，她忽略了自己的女性美，很有可能她的内心存在性压抑。另外，女性偏爱的衣服质地也能传达出一些信号，比如喜欢真丝质地衣服的女性往往更加细腻一些，而喜欢棉质衣服的女性可能就更加温和、保守一些。

　　除了从性梦、自慰、肢体动作等方面来感受自己的性欲望以外，我们还可以通过各种感觉器官对性信号的敏感度来感受自己的欲望强烈程度。

对女性来说，对性信号最敏感的是听觉。有研究显示，听觉是女性最容易接收到的性刺激方式，男性用低沉稳重的声音在女性耳边甜言蜜语，绝大多数女性都喜欢。再有，我们听到男性充满磁性的低沉嗓音，有时候也会觉得很性感，很多男性配音演员都满足了女性的性联想。如果你对充满磁性的男声毫无抵抗力的话，说明你的性欲望非常活跃。

接下来我们说说触觉。上文脱衣服的例子，已经提到了皮肤触觉对女性的影响。除此以外，口腔黏膜的触觉也不能忽视。比如，不同的食材，给我们口腔带来的触感是不一样的。通过吃也能传递出一个人性需求的强弱。和性刺激相关的口腔黏膜触感是软嫩、润滑，如果你非常喜欢吃有这类口感的食物，说明你的性欲望比较强烈。

还有味觉，在酸甜苦辣咸中，最性感的就是甜的感觉。有研究显示，吃甜品不仅可以疏解消极情绪，还可以产生积极情绪。因为情绪与大脑活力有比较大的关系，葡萄糖是大脑细胞能直接利用的能量来源，越是心烦意乱、焦虑、烦躁不安，大脑就越需要糖分。脂肪、蛋白质、膳食纤维等并不能马上转变为大脑所需的糖分，而甜点、冰激凌、巧克力等高糖分食物会快速进入血液，满足大脑对能量的需求，消除大脑的疲劳和不适，由此大脑发出信号，人们产生满足感，从而缓解心情。浪漫的烛光晚餐，最后一道菜为什么通常都是甜品，其原因就在于甜味更有助于人们产生性联想，接下来共度二人世界就顺理成章了。由此看来，如果你对各种甜品欲罢不能，说明你的性欲望比较强烈。

最后我们说说嗅觉，其实嗅觉与性欲的关系最古老，很多动物都是靠嗅觉寻觅交配对象的。比如，猫、狗的嗅觉比人类灵敏很多，它们的鼻腔中有一个特殊结构（犁鼻器）是人类没有的，可以分辨出人类根本闻不到的气味，而这种气味往往是动物发情的信号。品类繁多、价格不菲的香水就是人类给自己的本能需求制造出来的最好的礼物。每个人都有自己的体味，只是我们闻不到。很多女性都很喜欢香水，如果仔细区分你会发现，你很可能更喜欢闻男士香水的味道，对于女士香水反而并不那么痴迷。这就说明香水设计得是对的，它吸引的群体就是异性。男士香水是男性喷在自己身上吸引女性的，女士香水是女性喷在自己身上吸引男性的。有的女性特别喜欢男性手指上烟草的味道，觉得闻起来特别有男人味。对于自己喜欢的异性，你甚至会喜欢他的汗味，热恋时你可能会想拿对方的一件衬衣作为自己的睡衣，其实这就是你对他有性需求的表现。

关于嗅觉与人类情绪关系的研究有很多，其中有个很有趣的研究就涉及性刺激。研究者招募了若干对处于非同居状态的情侣作为实验组，又找了相同人数的单身女性作为对照组。要求实验组的男性被试连续三天穿同一件衬衫，中间不清洗，再送到实验室，研究者经过科学处理，提炼出衬衫上的气味，放置在一个可以随身携带的缓释容器里，交给男性被试的伴侣，嘱咐其随身携带，睡觉时也要放在枕边，为期一周的时间。对照组和实验组的女性在实验前后分别做情绪量表测试。结果显示，对照组女性一周前后的情绪状态没有显著变化，而实验组女性一周后的情绪状态明显优于一周前。这说明，伴侣的体味对于女性的情绪有积极影响，也说明女性的性欲望通过嗅觉可以得到一定程度的满足，有助于女性产生积极的情绪体验。因此，如果你是男士香水迷妹，说明你的性欲很活跃。

以上这些都能表明女性身体的需要，当你在生活中遇到我刚才说的方方面面时，当你意识到有性的东西时，就说明你的身体和欲望是联系在一起的，是正常的女性。不要轻易说自己性冷淡，而是要本着自己的需要去追求幸福的生活，满足自己的需要，这才不枉充满魅力的女人的一生。

第6讲 有时候你可能特别想抱抱

性的发展贯穿一个人的一生。有的人可能会反驳，说刚出生的婴儿性器官完全没有发育，垂暮的老人可能生活都不能自理，何谈性的发展呢？性的概念是广义的，不仅限于生殖系统，人类最大的性器官可能被我们忽视了，那就是皮肤。

为什么说皮肤是人类最大的性器官？举个例子来说，我们会用肤如凝脂形容一个人的肌肤特别润滑有光泽，掠过这种特别美的肌肤，会让人马上产生一种联觉，那就是性感的味道。再有，婴儿都喜欢被抱着，我们觉得他基本的需求已经满足了，但还是哭，这时候把他抱起来哄大多数情况下都会很管用，因为除了吃喝拉撒，孩子还需要通过皮肤接触感觉安全。因病卧床不起的垂暮老人，除了要给他进行药物治疗、照顾吃喝起居以外，很重要的就是需要给老人按摩、清洗、擦背，所有这些跟肌肤接触有关的，都会让老人感觉非常好。有时候我们自己为了安静下来，会拿凉水洗洗脸，或者会用手揉揉眼睛、擦擦脸，这也是通过皮肤的接触给自己放松。

所以，皮肤是人类最大的性器官。这里的性，是一个特别大的概念，不是说小孩通过被抱的接触，就有性的欲望、发育得早，老年人在接受按摩时就有性的欲望，不是这个概念。这种皮肤接触的需求得到基本满足，会让一个人消除对性的焦虑和紧张。

有研究人员做过这样一个心理学实验，把一个人的眼睛蒙上，耳朵堵上，身体赤裸，然后用棉花包裹好身体所有部位，让他安静地躺在一个绝对隔音的房间里，并且不许他动。这种情况下，很少有人能坚持超过 30 分钟。为什么？因为当所有的感官都被封锁，尤其是连触觉都被封锁的时候，很多人都无法面对内心的恐惧，他们通常会强烈要求终止实验，否则可能精神崩溃。通过这个实验我们可以知道，皮肤接触对每个人来说都很重要。

男性和女性皮肤饥渴的表现形式不太一样。女性渴望的是温柔的肌肤接触，相较之下，男性更偏爱激烈的皮肤接触。男孩子在一定年龄阶段特别喜欢跟同伴追爬打闹，他们不知道这种打闹其实是满足了自己的皮肤饥渴。因为随着男孩年龄增加，父母一般就很少去抚摸他们或者有类似拥抱这样的身体接触了，他们可能也不太允许自己这样，所以就找了一些做游戏的方式互相接触。女孩子则不然，女孩子会和布娃娃玩，或者养猫狗等宠物。而且女孩很多肢体接触是被社会允许的，所以不需要那么强烈的东西。这样发展下来，女性在性生活中被爱抚的需求就远远大于男性。男性通常认为自己的性需求是以生殖器为中心，女性则是比较全面的，作为最大的性器官，女性的皮肤必须得到足够多的触碰，才能更快乐。

　　这里还要提醒一点，女性单身或者婚后遭遇性生活不和谐，容易有空虚寂寞冷的感觉，内心不知道如何排解焦虑，除了亲密关系中相处的问题以外，我们不要忽视，还有一部分原因是皮肤饥渴。很多人会觉得宠物能给我们带来安慰，这是因为我们通过触碰它们，满足了自己皮肤接触的需求。这种皮肤随时可以被触碰的感觉是很好的，会让人感觉很安全。现实生活中很多孩子在小的时候都会有一个陪自己睡觉的小东西，有可能是个娃娃，或者是毛绒玩具、枕头，这些物品都被赋予了特殊的含义。它们其实

欲望只是你的本能

满足了我们的皮肤饥渴和内心安全感的需求，所以经常可以带来特别大的心灵安慰。

所以你看，没有女性会拒绝亲吻、拥抱、抚摸，很多女性都会觉得这些都是特别好的前戏。性生活中，当女性还没有感觉的时候，男性给予这样一些刺激，女性的欲望可能就会被激发出来。

上面我们说女性非常需要皮肤的接触，其实男性也需要，只是没有女性强烈而已。男性因为从小到大被爱抚得比较少，所以不知道自己有权利也需要得到这种皮肤上的爱抚。作为女性，我们应该知道，男性内心柔软的地方可能比女性还脆弱，比如有的男性也很玻璃心，但是他们要强撑着，用强者的姿态面对伴侣，特别好面子，这种强势输出可以掩饰内心的委屈、痛苦，他们渴望能够被理解，又不会表达，轻轻的皮肤爱抚，可以让男性放松下来，这还是很重要的。

把这个话题延伸开来，有的男性觉得回到家并不放松，而是一种挑战。这个时候女性可以拉着对方的手待一会儿，也可以让对方躺下来，帮他揉揉肩膀、按按头皮，这能让男性感觉到你温柔的存在，有被爱的感觉。男人给你一个拥抱，揽过你的腰，把你抱在怀里，也是一样的道理。

我们知道了皮肤是人类最大的性器官，当你想要被拥抱，或者想去触碰对方的时候，是有一种明显的性需求在里面的，不要去否定它。我们要抓住这种信号，让自己更加鲜活起来。

欲望只是你的本能

第7讲　放下担忧，一个人也能享受

经常有女性朋友来问我，说自己在性生活中从来没有体会过高潮，是不是因为自慰导致了身体缺陷。有常年的自慰史，是不是就会导致婚后无法和伴侣一起获得高质量的性生活？

我的回答是，这种想法是完全错误的。自慰以前被叫作"手淫"，现在我们已经不这样叫了。因为手淫这个词听起来非常负面，现在都统一叫作自慰。它指的是在没有伴侣的参与下，一个人用手或者其他工具刺激自己的生殖器官达到性满足，释放性冲动，满足自己性需求的行为。

这是一个很简单的概念，在性伴侣不能够完全配合你的情况下，它是解决自己性冲动最安全的方法之一，因为它不存在自我伤害，也不存在性病传播的风险。但很多人对自慰往往有特别负面的看法，比如男性觉得自慰伤身，女性觉得只有男性才自慰，自慰的女人要不得。比男性自慰伤身的说法更严重的是认为女性自慰会导致性生活不和谐，容易红杏出墙等。这些观点都在性道德方面对女性形成压制，是不尊重女性需求的表现。

母系社会中人类的生产力水平还非常低，族群之所以能够存活，实际上是源于男性可以和族群内的女性交配，孕育后代，所以女性的地位是很高的。如果说女性的性需求是肮脏、下流、可耻的，那么男性与女性怎么发生性行为？母系社会中女性地位非常高，如果女性自己没有这种需求，她怎么能允许男性和自己发生性行为？因此，女性的性需求被尊重，是符合人类社会发展规律的。

随着工具的使用，人类生产力水平得到提升，威胁生命安全的事逐渐减少，对生活质量的要求渐渐提高。力气大、体力好的男性能打更多的猎物、能种更多的粮食作物，占有了更多的生产资料。男性用自己占有的生产资料换取女性，从而达到占有女性为自己生儿育女的目的。直到私有制出现，父系社会彻底取代了母系社会，男性为了确保后代是自己的并且不被女人抢走，必须把女性占为己有，必须剥夺她们的经济自由，压抑她们的性需求，把她们圈在家里，女性彻底成为男性的私有财产。漫长的人类历史中女性始终套着性的枷锁：女人如果主动有性的欲望是不对的，这件事应该由男人发起。这种观念存在时间太久了，不是短时间内可以摆脱的。现今是飞速发展的网络时代，科技挂帅，早就不再只靠力气吃饭了，男女接受同等教育、同工同酬，女性的经济地位不断升高，越来越多的人倡导男女平等、两性和谐。这个愿望当然是好的，但是在通往两性和谐的道路上，必须实现真正的男女性权利平等。女人的性需求必须得到尊重和认可，不能有性道德的男女双标。只有女性真正走出性的禁锢，自然地表达性魅力，世界才能真的有亮丽的风景，两性和谐的高质量性生活才会越来越普遍。

话说回来，现代社会人类的行为是非常复杂的，如果你在有欲望时找不到伴侣发生性行为，那么必然要自己满足自己，这是毫无疑问的。所以自己解决自己的需求是理所当然的。而且，现实生活中，女性自慰在人群中所占的比例，也不像人们认为的那么低，只不过和男性自慰存在年龄上的差别。我国性学研究者近年来对大城市大学生群体做过多次问卷调查，女大学生自慰的比例已经达到六成，男大学生自慰比例接近百分之百。

女性在青春期之后性需求并没有达到高峰，而是缓慢提升，青春期女孩自慰的可能性并不高，青春期女孩性心理的发展是以自我形象、个人魅力、情感归属、依赖、亲密等为主的，后面会随着年龄增长越来越明显。女性性欲望最强烈的时期通常是在三四十岁，存在自慰的可能，但这时候大部分女性是有性伴侣的，所以发生自慰的比例不是那么高。

现代女性有一种新的变化，就是越来越多的女性不是为了一张长期饭票找伴侣。女性在经济上越来越独立，在社会上也拥有了自己的一席之地，单身女性恨嫁压力正在慢慢变小；越来越多高学历、高收入女性谈恋爱选择宁缺毋滥；另外，离婚率逐年上升也是不争的事实。总之，没有伴侣的女性越来越多，因此女性自慰的比例也越来越高，有性用品电商老板透露，用于女性自慰的性玩具销量在逐年增加。这是社会发展的一种必然现象。

女性自慰是正常的。很多女性在婚后没有性高潮，但在自慰的时候可以达到性高潮，那这是不是说明女性自慰好像是走了条捷径，正常路径就一定不通呢？其实不是这样的。女性自慰相当于自己给自己做饭吃、让自己尽快吃饱，基本上不讲究太高的质量，其实是一种短平快的刺激方式。但两个人做爱是不一样的，这中间有沟通、相互吸引，还有相互的爱抚和引导。假如女性在自慰时喜欢的是A套路，但发现在性爱过程中，做不到A套路，总是跟着伴侣走B套路，而且自己又不好意思引导伴侣，导致在性生活中得不到高潮和满足，这就是沟通方面的问题了。

还有的女性在自慰时，容易有负罪感。因为历史上女性被性禁锢得太久，已经形成了一种被大多数人认可的稳定的社会观念。女性因为本能需求去挑战这个社会观念，是存在心理压力的，就像做错事一样。她们不能够更开放地去探索自己身体的变化，所以可能会固着在一个方面。比如有的女性可能就固着在用短平快的方式刺激自己的阴蒂头，也有的女性固着在两腿使劲夹紧来摩擦阴蒂，这两种方式比较常见，也有女性会固着于其他方式。在性生活中也可以有类似的刺激方式，比如对阴蒂头的刺激，性生活中很多体位都可以满足，伴侣插入以后女性把腿并紧甚至交叉，只是很多女性不知道而已，甚至我们还可以用自己的手帮自己。

但很多女性在性爱中并不允许自己这样做，导致自己不能获得性高潮，这就不是自慰导致的问题，而是有其他方面的原因。研究发现，存在性高潮障碍的女性，有一个普遍现象，就是她们很少自慰，甚至虽然自慰，但不能让自己有高潮，会让自己产生罪恶感。这样的女性，观念这关就没过，不管是正常的两性性生活，还是自慰，她们都很难获得性高潮。性生活中大脑闸门要打开，态度要端正，放松身心，不要觉得女性性爱时行为必须遵守规范，否则就是淫荡，就不值得尊重。

有研究显示，当女性对自慰有了积极、科学的认识，并且自慰的方式也比较灵活时，在性生活中获得高潮的可能性就会变得非常大。容易获得性高潮的女性很多都是有很开明的自慰历史和经验的。女性自慰很正常，既不可耻也没有错，错误的是你没有正确理解它，也没有正确的知识引导自己在性生活中通过更好的方式获得高潮。

自慰的技巧是否灵活多样，也体现了女性的性想象力和性开放程度。如果你的自慰只能固着在一个方式上，就好像永远都吃炸酱面，那你的伴侣是否只能跟你吃炸酱面，你们才能够彼此都愉悦？如果你自己做饭会变花样，那在请人吃饭时就会很灵活，也容易吃得比较愉快。

对自慰的态度是性价值观的一个重要体现。我在网络上看到过夹腿综合征的说法，临床上仅有小儿夹腿综合征的提法，主要表现为小儿可两腿并拢，或交叉内收，或利用桌子角、椅子角来摩擦外阴，多在入睡前、刚睡醒时或单独玩耍时出现。每次持续数分钟，发作次数不等，可一日数次，或数日发作一次。小婴儿从床上被抱起或改变体位时，动作可停止，较大的儿童可被有意识地中断。这是一种行为的描述，不是疾病，不用治疗，只要保证这种行为的秘密性，不给其他人造成困扰即可。成年女性其实可以有很多自慰的方式，比如借助于手或者性玩具等。但是，显而易见，这样的自慰方式都不如夹腿来得隐秘。自慰污名化的观念深入很多女性的内心，她们在被性需求困扰，又无法和性伴侣一起做爱的时候，只能自己解决。夹腿可以避免生殖器官接触到其他物体，这样大大降低了她们的羞耻感，甚至否认自己在"自慰"。但是这么做不能真的让她们的羞耻心得到解脱，她们暗自认为，自己在做着不健康的事，又欲罢不能，肯定会影响以后的夫妻生活质量。因此，当"夹腿综合征"这个字眼进入她们的视野后，她们就盲目认同，深信自己得了不治之症。

在工作中，我也遇到过一位自认为得了夹腿综合征的病人。她来找我时50多岁，觉得自己特别对不起老公，因为她老公这辈子就想让她获得一次性高潮，但她就是做不到，她认为是自慰拖了后腿，而且还得了夹腿综合征，但这件事情她不敢告诉老公，所以她的老公越苦恼，她就越内疚。她觉得自己不能再坑害老公了，就来找我，问能不能治这个病。我跟她解释说这根本就不是病，也不需要治。我给她展示了性交体位的照片，她一看马上就明白了，说用这样的体位肯定是可以获得高潮的。她还特别高兴，这些体位都非常简单，根本不是什么高难度，只不过很多女性都觉得这是不能见人的东西，所以就不可能在性生活时告诉伴侣想并上腿。她也怕让人觉得自己得了夹腿综合征。我帮她把这个帽子给摘了，跟她说清楚了，她就可以非常幸福地过后半辈子，但前提是她对我非常信任。如果她能早点来，可能在40多岁时就可以获得性高潮了。

我们应该从里到外改善性态度和性价值观，拥有更多幸福生活的可能。

欲望只是你的本能

爱与性

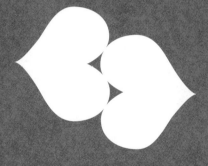

第8讲　性和爱能分开吗

经常有女性朋友跟我探讨这样一个问题：甄老师，男人为什么可以随随便便跟女人上床？为什么女人就不行？是因为女人是把性和爱结合在一起的高级动物吗？是因为女人没男人性欲旺盛吗？是因为男人做爱走肾、女人做爱走心吗？是因为男人更容易喜新厌旧吗？

性与爱合久必分、分久必合

我觉得也不能一概而论，不能把男人都说成无脑或者精虫上脑，也不能说女人都需要性与爱完美结合才愿意做爱。其实性与爱是分久必合、合久必分的关系。以前很少有人这么说，常见的说法一种是性和爱能分开，一种是性和爱不能分开。我个人认为，分久必合、合久必分的观点，恰恰体现了性与爱之间的和谐，但性和爱又是完全不同的两个东西。

为什么这么说？爱是一种情感体验，大到可以说是一种家国情怀，小到可以说是得失取舍。这里面有付出、牺牲、索取等，是一种特别复杂的人生体验。但性是一种本能，它是可以脱离爱而存在的。我们说"食色，性也"，食欲和性欲，都是我们的本性，一顿饭并无光荣或耻辱之分，只要饿就都得吃饭。性也是这样，不管是因为有爱，还是单纯因为刺激，该有的性欲就是会有。

但为什么我们经常把爱和性放到一起去看，甚至要先有爱才可以有性行为？这是因为女性在追求性体验时，大多数是需要有爱的感觉的。有研究显示，女性从色情影片中识别和回忆更多的是爱情片段，而男性则更容易识别和回忆性爱片段，性生活满意度越高的女性识别爱情片段的能力越强。研究者认为，原因可能是这些女性生活中的爱情和影片中的情节类似。根据这些研究结果来分析，改善女性性功能，最根本的出发点应该是改善主观性唤起。因此让女性感受到更多性与爱的美好体验，是非常关键且十分重要的。换句话说，女性对性的体验的要求是很高的。

为什么女性的要求这么高，而不能像一些男性那样对纯刺激也能做出反应？其实女性对赤裸裸的性刺激肯定是有反应的，比如视觉上纯肉欲的刺激，但很少觉得这种刺激足够高级和值得尊重。女性通常都觉得爱一个男人才能和他发生性行为，否则是无法接受的。所以，这是性观念在起作用，它不让女性允许自己对纯性刺激有反应，而不是女性真的对纯性刺激没反应。

有一个研究正好说明了上述这个现象。研究人员分别把男女被试集中在不同的房间，被试的生殖器上装有记录其生理反应的仪器，男性使用的仪器测试阴茎充血情况，女性使用的仪器测试阴道的润滑液分泌情况。给被试播放同样的成人影片，在被试观看的过程中记录仪器测试出的数据变化。观看完毕，被试还被要求填写一个问卷，问卷的内容是询问被试在观看成人影片时，自己是否感受到了性兴奋。

几乎所有男性被试都说自己看影片的时候感受到了性刺激，而几乎所有女性都说自己没有感受到性刺激。但测试出来的数据显示，男女被试都出现了性反应。由此得出结论，男性被试的主观性感受和客观性反应是一致的，他们允许自己被成人影片刺激到性兴奋；而女性被试的主观性感受和客观性反应是不一致的，她们不允许自己被色情视频刺激到性兴奋。导致这种结果的原因主要有两个：一个是性道德的双重标准，即女性一直处于被压抑的状态；另一个是，成人影片是站在取悦男性的角度拍摄制作的，片中的女性没有尊严可言，女性不愿意接受自己看到这样的画面居然有性兴奋。

性与爱水乳交融：审美疲劳之后

现实生活中也存在激情期过后的审美疲劳，妻子抱怨丈夫审美疲劳的案例真的太多了。比如，新婚的时候丈夫在性生活各方面还很主动，但很快就不那么主动了，从每周两三次降到每周一次，特别是有了孩子以后，夫妻性生活少得可怜，丈夫变得几乎不主动，如果不是妻子偶尔主动一次，可能半年也不见得有一次性生活。难道没有激情，我们就没有性了吗？

在审美疲劳，也就是我们彼此都觉得对方的性吸引力下降的时候，并不表示我们已经不爱对方了，而是对对方的爱变得更加多元和复杂了。比如，他是你很重要的家人，你可以为他牺牲自己的利益，你们的健康状况、经济利益，赡养父母、抚养子女的责任等全绑在一起。这时候能说你们不爱彼此了吗？我想这样说是不负责任的，但我们性的欲望确实下降了。这是一种自然规律——神经的生理性规律：神经对同等刺激的适应能力很强，也就是说，同等刺激带来的神经反应强度会越来越弱。就像一个人总吃炸酱面，即便炸酱面能带来非常美妙的口感和饱腹感，老吃你也会厌倦。这不是炸酱面的问题，是你吃得太单调。其实，爱吃炸酱面的人都有这样的体会：只要隔两天没吃，就想这口儿；只要不是每天连续吃，就不会影响食欲。性爱也是如此。两个相爱的人进入激情期，肯定是具备很强烈的彼此都非常认可的独特魅力。如果这个魅力是全方位的，也就是说，除了外在的视觉刺激，在品位、家政、理财、人性等方面，还有不同的美好呈现出来，这样就更能平稳渡过审美疲劳这个难关。

就像上面那个炸酱面的比喻，假如你只吃炸酱面，审美疲劳难以避免，并且会很快出现。如果你吃的是炸酱面套餐呢？除了炸酱面，还有特色小菜、调味汤、卤蛋或者荷包蛋、饮料等，审美疲劳就会出现得慢一些。又或者你吃的是京味面套餐呢？你可以品尝到老北京多种面品，并搭配有相应的特色小菜、饮料，审美疲劳就不那么容易出现了。炸酱面吃腻了改打卤面，打卤面吃腻了改麻酱凉面。麻酱凉面吃完，就又会惦记炸酱面了。

这个比喻告诉我们，一个人如果只有一种吸引伴侣的魅力，是很难长时间维持良好的亲密关系的。一个人的魅力越多元，对伴侣的吸引力越强，关系的稳定性也越大。女性可以主动学习有意识地培养自己的艺术品位，用高级的审美穿搭体现个性化的美，形成专属于自己的魅力。如果这个独具一格的"魅力女人"还把家布置得非常舒适，善于理财，持家有方，在相处中不给丈夫压力，善于沟通化解家庭矛盾，让人产生审美疲劳实属不易吧?

独立存在的性与爱

性与爱一定是如影随形、同时出现的吗? 那倒也未必。

不管男性还是女性，其实都有可能产生一种对某个人根本谈不上爱，但觉得对方很有性魅力的情况。比如很多明星和模特，确实能够给人特别强烈的感官上的刺激，在这种刺激下，你可能会对他有强烈的性欲望，但不一定会或者有机会发生性行为。

我们也可以上升到艺术品的创作，有些人听音乐也能够特别有性的感觉，看人体雕塑有时候也能够从特别高级的共鸣里觉得性是特别美好的。这跟爱一点关系都没有，但它完全可以让我们有性的感觉。你可能有呼吸、心跳的变化，可能手心出汗，可能有一种想拥抱或被拥抱的冲动，甚至联想到性爱的画面。

这就是独立存在的性，这是人的本能使然，不应对其做道德上的评价。与此对应，也有不需要性的独立存在的爱。

我们都知道存在一种柏拉图式的爱情，是以西方哲学家柏拉图命名的一种爱情观，追求心灵沟通和理性的精神上的纯洁爱情，就是那种找到灵魂伴侣的感觉。如果这时候再有身体上的接触，你会觉得这是一种亵渎，因为你和对方在精神上已经进入一种水乳交融的状态，会认为根本不需要性行为。这种情况多见于青春期时懵懂的感情，正所谓很多人常说的"初恋时我们多单纯啊，没坏心思，什么都不懂"。青春期时对某个人的爱慕，就像一股清流，让人感到新奇而美妙，这种精神世界的美好已经让人很满足，不需要通过性交实现。

激情性爱热烈奔放，给人挣脱束缚、尽情享受的愉悦，但也可能会因为一时头脑发热忘记安全性行为的必要，导致意外怀孕或者感染性传播疾病。柏拉图式的爱情至纯至美，它荡涤的是灵魂深处的本能需求，是对人性的极限挑战，不是理解接纳后的管理。审美疲劳对长期稳定的亲密关系而言是把双刃剑，积极的一面在于它可以敦促伴侣双方长久保持美好的吸引力，消极的一面是可能会导致对爱情的背叛，伤害婚姻关系。

单纯追求激情，又不能忍受激情过后的平淡生活，之所以会这样，就是因为我们不能够包容、全面地去看性和爱的分久必合、合久必分。经常有人感慨说，一夫一妻制是反人性的，喜新厌旧是人之常情。其实这就是人类的性本能和人类精神上追求的幸福感之间的关系问题。人们清楚地知道，否认、压抑性本能是行不通的，所以才用道德和法律去管理本能的冲动，希望人类社会在不失去本能驱力的前提下，把握住方向，向幸福的彼岸进发。

性与爱的男女差异

男性和女性的偏好有所不同，男性追求激情、刺激的需求可能会多于女性，而女性更追求以爱的感觉为前提。

这里我们回顾一下前文说的大脑才是最重要的性器官。

我们讲了女性大脑里的性爱闸门很重要，但我们从小接受的性道德的双重标准告诉我们，追求纯粹的性刺激的女性是不好的，爱情至上的女性是好的，为爱忠贞的女性更好。所以很多女性更愿意追求以爱为前提，更愿意相信性和爱结合在一起才是唯一正确的。当男性做了不正确的事情，我们想到的是不能学他们。

其实男性也是受性道德约束的，只是他们信守的性道德和女性的不完全一样。一样的部分是，不能强迫别人和自己发生性关系，要尊重婚姻，婚后要管住自己，不能发生婚外情（性）。不一样的部分是，男性是性行为的主导者，良好的勃起和持久的做爱时间是性生活的根本保障，婚后男性要洁身自好，不能纵欲过度，要对性生活质量负主要责任；女性是性行为的配合者，婚前要守贞，性生活必须以爱情为前提，婚后积极配合丈夫尽好生育义务，不要关注性生活质量，守住妇道。大家仔细品味一下，不难看出，男性从来都是把性能力放在第一位，这种性能力就是接受刺激就要勃起，对女性就得征服，不能输，要是阳痿那就完了。所以，在男性看来，性能力是高于性道德的。

当然我们不能否认很多男性的道德感也是很强的，他们面对没有爱、没有感情、不能真实做自己的情况也无法勃起。同样，有的女性只有在面对性魅力特别强的男性时才会有欲望，对爱自己、为自己付出、踏踏实实过日子却不够浪漫的男性，没有什么性的欲望。《水浒传》中潘金莲就是这类典型人物。这类女性往往会被社会批判。

一般是女性更追求性与爱的结合，而男性认为性与爱可以结合最好，不结合的时候也可以有性。在这方面男性的弹性比较大，而女性要求比较高，弹性比较小。这与上文提到的男女性道德的双重标准，以及女性大脑性爱闸门关闭有关。从道德层面上说，男性发生性行为的前提不是感情，而是性能力，因为他是性行为的发起者；而女性发生性行为是为了配合，貌似她不需要性能力，只要配合就行，所以，她得有感情才愿意配合。因此在两个人关系出现问题的时候，女性通常会质疑男性对自己的感情。如果女性质疑自己对伴侣的感情，就会出现没有性欲、不想做爱的情况。而男性会认为只是性刺激减弱了，跟感情无关，在婚外找到性刺激的补充，根本不影响婚姻。比如男人在声色场所中放浪形骸，性消费后结账走人，就是为了寻求刺激，他们并不想破坏自己的家庭。一旦妻子追究，他们也觉得自己对家庭问心无愧，只是冷落了妻子而已。

态度调整：树立性与爱的新观念

那我们有没有调整自己性爱观的方法呢？当然有。但调整之前首先我们要反问自己，你愿意放弃现有的想法吗？每个人都可以坚持自己的观点，但也要为自己的坚持付出代价。比如你坚持一定要有性和爱的结合，如果你耐得住生活的寂寞，这样一点问题都没有。如果说你愿意放松一些标准，觉得有感情就行，也不追求感情一点儿瑕疵都没有，那你可能获得性满足的概率会更大一点。

所以，最终还是取决于你的观念。如果你想调整自己的观念，只要在大脑里把这根弦儿拨过来，自然就会对原本没有感觉的性生活有感觉，就这么神奇。

具体调整的方法，首先你要问一下自己，在性生活时有没有特别美好的记忆？在这种记忆中，你和他之间的关系是怎样的？你们是在什么样的情况下做爱的？环境怎样？在做爱之前发生了什么事情吗？他和你怎样做的前戏，你的生理状态、心理状态是什么样的？

然后，你可以再想一下你经历过的最糟糕的一次性行为，那是在什么情况下发生的？为什么会不满意？那些影响因素还有吗？把这些影响因素都想明白，再逐一解决。

最后，你可以去想一想，是否存在关系不好时性就不好，关系好的时候性就好的情况。这就要看你是否要求性和爱必须结合在一起。

如果你发现伴侣之间的性爱和谐程度，跟感情关系不大，可能跟技巧或者跟自己的情绪状态更有关系，或者和自己的生理期、身体健康状况关系更大，你可能就没有那么严格要求性和爱一定要结合在一起了。

了解自己才能够对症下药，希望我们都能有弹性地去理解这件事情，也给自己的性生活质量更大的发展空间。

第 9 讲　调整心态，你需要正视性

大多数女性都非常渴望性爱合一的美满爱情，由此体会做女人的幸福感。大多数女性在感到爱意浓浓的时候，大脑中的性爱闸门才会完全打开，这时候生殖器官接收到的性刺激带给她们的主观性感受都是积极的，她们认为性感受能如此这般美好，是爱情荡涤了性中丑恶的东西。这是一种只有女人才能感觉到的独特的幸福感，是冲破了重重阻碍才得到的性爱合一。

性观念束缚影响关系：情到浓时拒绝做爱

但在现实生活中，很多女性往往会给自己加很多条条框框，比如在谈恋爱时，觉得看电影、散步、吃饭特别好，也觉得亲吻拥抱特别好。当男朋友有性的想法了，有的女性就会觉得"我要把持住，不能够继续"，但自己内心又挺渴望的。这是由感情加深自然而然产生的性需求。在这种前提下做爱，经常会让人有一种合二为一的美好的感觉，因为有一种身体上相互融合的体验，但很多女性容易把性器官相容的动作理解成男性对女性的侵犯。在这一点上，好像女性永远是牺牲品、受害者，因为我们的身体是被进入的。人们认为，阴茎插入阴道，就代表阴茎是强，阴道是弱，阴茎无伤害，阴道被伤害。其实，性交不是插入这一个动作这么简单，如果阴道周围的肌肉不放松，用力收缩，任何东西都进不去。

你想象自己是一个海纳百川的容器，只有进入容器熔炼的人，你才能品味到他真正的价值，他是不是美好、能否与你合一。我觉得这样就不叫牺牲。我们并没有损失什么，只是接纳，感觉好就继续推进，不好就不再继续。但是好多人不这么想，才造成情到浓时拒绝做爱。

而这种拒绝不仅扫男性的兴，也挺扫自己的兴的。每个人都希望约会时有个浪漫的开始，还有个浪漫的结尾，这样才能把感情推得更近，才有那种想要结婚天天在一起的冲动。不同的是，女性在感觉不舒服的时候，还有那么一点点心理上的慰藉，"我把持住了，没这么快就给他，我还是有主动权的，不能这么快就失去主动权"。而男性就只剩沮丧了。他们一方面得控制住生理反应，男性性兴奋的表现除了阴茎充血，前列腺也有明显的血流增加，没有射精的话，需要很久才能消退，这个过程中很多男性有小腹坠痛感。另一方面，男性对女性这样的拒绝很难反驳，因为他们受到的教育也是"女孩子要矜持，轻易接受婚前性行为的女孩子不是好女人"等，所以只能"陪绑"了。

潜意识里的男尊女卑

　　女性自我心理慰藉，显然是一种保守的过时的性观念在作祟，即前文提到的处女情结。封建社会中，是可以拿不守贞一票否定一个女人的人品的。没有人真正关心女性的感情，人们只重视这个女性的身体是不是自始至终都属于一个男人。这种想法实际上是把女性的身体当成了筹码，交换活下去的机会，根本谈不上爱情。在现代社会中，女性没有上述被压迫的情况了，但在爱意浓浓、两情相悦的时候，她们不顾自己的感情，不顾恋爱的感觉，拒绝男朋友激发出来的本能需求，是什么缘故呢？难道不是残留的

爱与性

081

封建意识在作祟吗？女性把自己的身体看成可交换的物质，所以才要保留所谓的"贞洁"。如果跟着感觉走，这种身体和精神的统一，跟牺牲和付出是没有什么关系的。这就暴露了男尊女卑的观念，并没有采用这个时代正常的标准。我们在工作、收入、社会地位上愿意和男性比，并且不服输，为什么在身体上、在性爱行为上，一下子又把自己物化了呢？

应该意识到，我们并没有在性权利这个方面实现男女平等。现代社会，女性可以自己养活自己，只要女性不再自己物化自己，就有可能真正地实现男女平等。谈恋爱不是非要男追女；性生活谈不上谁欺负谁；谁有性需求谁就可以主动，男女都可以主导或者配合性生活；工作生活都重要；家庭里谁主内、谁主外，按能力来定，不按性别来定。

"上床死"原因分析

有很多女孩可能都听过姐妹的告诫："千万别那么早上床，上床以后他就不会像以前那样追着你哄着你了，后面玩腻了，他就不跟你结婚了，所以一定要越晚上床越好。"这种观点我觉得是值得推敲的。这在我临床接诊的案例中很多见，比如一位恋爱很不顺利的女孩就这样抱怨她的几位前男友。她经历的几次恋爱及分手模式几乎相同，即认识不久很快发生激情性爱，之后有的在她主动继续约会几次后分手，有的很快就分手了。她的自尊跌到谷底，觉得自己只能吸引渣男。真的是这样吗？让我们一起分析一下。

首先，"上床死"的恋爱到底是什么原因导致的？为什么有些女性会觉得上床以后跟男朋友的关系就不再好了，男朋友也不怎么联系她、不怎么哄着她了？第一种情况是你没有把这位男性跟你交往的真正目的看清楚，人家可能根本就没想跟你继续下去，是你自己想往下谈，并且没有看清对方的意图，没有确立好双方的关系，就在这种暧昧、浪漫、找感觉的过程中，迷迷糊糊地以为自己恋爱了。这种情况下，上床以后男性达到了目的，而且觉得为了跟你上床付出太多，后面没有新鲜感了。这个就是所谓的辨别渣男的能力不够。上面提到的那个屡次"上床死"的女孩就属于这类问题。

也有一种情况是我们自己没有把握好确立恋爱关系的度。具体说就是有些女性面对自己喜欢的男性，容易活在自己的想象中，并没有实实在在地体会彼此互动的情况，而是根据男性的某些行为表现主观臆断，认为这个男人对自己有好感，为了推进亲密度，选择尽快上床。这样的上床就成为一种手段，女性往往不能真正放松地享受性爱，而男性也会觉得别扭，反而加深了彼此的隔阂。与其说这种叫"上床死"，还不如叫"多余上"，可能都算不上建立了恋爱关系。

女性在跟男性发生性关系后，心态特别容易发生变化。受中国几千年封建文化的影响，女性把自己物化，男性也把女性物化了。有的男性觉得上床之后，就是自己的女人了，无论如何都不能抛弃她，她再怎么作再怎么不好，都是给了自己了。

也有男性在上床之前觉得"是我的女人，你就必须把身体给我，要不然就是你不爱我"，在上床以后他就会想，"现在都什么年代了，我为什么一定要对你负责任？我才不负责任，你要对自己负责任"。哪个理论对他合适，他就用哪个理论，这样的男人没有责任心，看到的只有利益。

最常见的是本来好好谈着恋爱，上床以后，女方觉得自己的付出已经到了一个极点，所有的都给对方了，对对方的要求就升级了，开始按婚后伴侣的标准来要求对方。

虽然知道自己与对方并没有登记结婚，但上床以后，就觉得这已经是事实上的婚姻，不管怎样都要和这个男人在一起。

有这种从属关系想法的女性，在发生性行为之后，就特别怕自己从属的是一个对自己不好、不负责任、不爱自己的男人，会特别敏感多疑。这样的话，往往会看不到对方的好处，而是去找对方对自己不好的蛛丝马迹。以这样一种心态对待男方，他当然会烦躁，觉得以前那种在一起轻松愉快的日子没有了。

在平等的心态中，女性会轻松自由地跟对方提要求，也会心甘情愿地去满足对方的要求，二者的关系充满了积极的情绪和情感。在从属的心态中，"从一而终是最佳选择"就像一个无形的魔咒控制着女性，一种负面情绪会笼罩在两人周围，导致关系陷入僵局。其实不是因为发生性关系才把你们的关系弄僵，是封建的性道德观念制约了现代社会的你，你自己让自己走进了死胡同。

也就是说，有从属心态的女性并没有在婚前性行为中拥有真正的主动权，而是为了迎合、为了把握住这个男人而去做的牺牲。男方其实不知道你是抱着牺牲心态跟他上床的，更不知道你的用心，也就不能理解你后来的种种管束和期待，这就会造成问题。性行为中的表现更能反映一个人内心最真实的一面，赤裸裸地坦诚相对，是恋人走进彼此内心世界的唯美途径，是其他任何关系都无法替代的。发生性行为之后，我们在进一步了解中肯定会发现更全面的彼此，由此做出负责任的决定。"上床死"的情况正相反，不但终止了关系双方进一步了解，而且给自己定了终身。这不是对自己的行为负责，而是拿自己的身体做交换。

关系困局的解决之道

讲到这里，如果你发现自己不幸被我言中，那你很有可能上床以后就真的会没有魅力。憧憬性爱合一没有错，但是只懂爱不懂性、只尊重爱不尊重性，你的美好憧憬就会被扼杀在摇篮里，无法收获真实的体验。

所以我们强调，懂性爱性的女人才有魅力，才有人好好去爱你，你也才有能力好好去爱你爱的人。

不懂性的女性，通过学习，体验过之后慢慢就会知道什么是一般的性的感觉，什么是有感情的性的感觉，这些都体会了，才能称得上是一个熟女。这里的熟女指的是懂得了人间情爱滋味的女人。这种在岁月中成长起来的魅力，实际上是源于懂男人。所谓懂男人，其实很大程度上是懂得男人的需求，懂得他们喜欢什么样的女性魅力。

如果你不爱性，即使学了好多知识，脑子里面依然没有男女平等的观念，依然觉得这是一种交换，那你就会"上床死"。即使你会很多技巧，但对他吹毛求疵，关系还是会变僵。这就是只懂性但不爱性，不尊重自己的性，没有从心底像爱自己一样爱自己的性本身，这样的女性也无法体会性爱和谐的美好。

怎么解决这个问题？每个人其实都有自己的答案。一方面，我们要学习性的知识、技巧，慢慢积累经验。另一方面，要检讨自己有没有男尊女卑的心态。如果有，就得先从观念上改变。要时刻提醒自己，自己的作、心情不好，是不是因为这种观念在作怪。如果你没有这种观念，有可能是性技巧不够好，不太会引导伴侣，也有可能是伴侣不够配合，没有什么性知识、性技巧等。要分情况讨论。单纯是因为知识缺乏，那解决起来很简单，学就行了。性观念的问题比较复杂，往往要通过深度思考，通过比较长时间的咨询和学习，才能得到改善。

第 10 讲　身体出轨或精神出轨，
哪个是爱的底线

　　在现实生活中，我们能看到很多女性在经历丈夫出轨之后都选择不离婚，因为男性表示愿意回归家庭，即使自己还很痛苦。通常来说，半年是创伤性事件是否引发心理问题的重要时间节点，也就是说，负性事件发生后，人们都会有诸多心理反应，一般在半年内逐渐减轻、消失。如果超过半年还没有减轻、消失，就属于创伤后应激障碍，病情会延续多年，可能三五年都过不去。这和一个人的性价值观，包括性格特点、认识事物的方式方法有关。比如，非常坚持婚后性伴侣忠诚原则的女性会觉得丈夫和她的性生活不"干净"了，即使她想原谅丈夫，也会严重影响夫妻之间的性生活质量，这又为婚姻埋下了隐患。再比如，性格比较固执、看问题比较认死理的女性，心理的创伤不容易修复，同样的负性事件，她们需要更长时间来疗愈。在过不去的情况下，即使丈夫真回归，在这种不被信任的状态下也会非常痛苦。妻子痛苦，丈夫更痛苦，因为他是被监视、被审判的那一方，自己还不能有任何怨言，一旦有怨言，就会给回归路上的表现减分。

现实生活中我们也看到，如果女性有了婚外性行为，大多数丈夫都会选择离婚，而且很多女性也能接受离婚的现实，甚至有可能是女性主动提出离婚。很多人都问过我为什么会这样。其实这一点都不奇怪，跟我们传统性观念中性道德的男女双重标准有关。

在我国漫长的封建社会里，男性是可以三妻四妾的，并且被视作男性成功的标志。这种观念的转变需要经历一个漫长的过程，尤其在性道德方面，我们其实完全没有做到男女平等。所以女性有婚外情，这是完全不可以接受的，男性会觉得这是对自己的一种侮辱。社会约束男性和女性的性道德有双重标准。

很多女性之所以能很快在原谅和不原谅之间做决定，并且一定要争取男性回归，我觉得跟多年来劝和不劝离的观点有关。

女性通常会在第一时间说服自己，要维护自己的婚姻。男性的出轨根本上好像是值得原谅的。我觉得这里的用词并不过分。大家觉得出轨是男性常见的毛病，女性大度一点，原谅男人，他如果知错了，并且有一个小辫子在你手里攥着，以后能老实一点。虽然很多女性在主观层面不愿意承认自己是这么想的，但潜意识里恐怕就是这样，要不为什么第一时间主观努力的方向就是"和"呢。好像女性只要这么一想，马上就从弱势变成了强势。而如果一个女性因为男性出轨的问题选择离婚，往往就变成了弱势方，外人可能会说怎么这么不顾家庭，不以孩子为重，当不好母亲，男人不就是犯了一点破事吗。

你的脑子里是不是也有这样一种深刻的性观念？如果有，你又非要离婚，那离完婚后大概率也会后悔。如果不是迫于外界的各种压力，我们就要为了自己追求的幸福去抗争、去努力。如果不希望自己在性道德双重标准的延续上"助力"，我们可以从这个角度去考虑：出轨发生以后，我们要把出轨的这个人当作一个新的人去认识。比如，你原来觉得丈夫特别老实和顾家，现在发现不是。原来的各种评价当然不可能百分之百完全颠倒，但会有一个很大的转变。

你要更全面地重新认识这个人，重新认识这个人的方方面面。看得更多以后，还要综合判断你还爱不爱他。这是出轨发生以后，我们判断是否要跟对方继续婚姻的最重要的原则。爱他是因为他的存在对你来说特别重要，为了特别重要的这件事，你可以放弃一些原则，调整一下底线。这是爱——要牺牲你的一部分利益，获取和他一起生活的权利和自由，将婚姻维系下去。

如果你已经不愿意为他做任何让步，这不叫爱，叫控制。在这样的情况下，其实你是在折磨你自己，也是在折磨对方。如果我们能够在重新认识对方的情况下，在考虑对方各种行为表现后，又爱上了对方，或者觉得离不开对方，对方的优点依然存在，那就可以跟他共度余生。这样你们重新塑造的家——虽然可能没离婚，还是同一个家庭——内涵已经变了，因为你们重建了新的人，信任经过了重建，他定是诚心诚意想和你好好过的。

我记得很多人都问我，什么样的出轨必须离婚。我说不管发生什么，只要两个人之间的信任感被打破了，恐怕离离婚就不远了。举个例子，虽然可能没有离婚，但两个人貌合神离，你天天雇私人侦探盯着他，监视手机定位，分析某个时候为什么没接电话，他的解释能不能自圆其说……这是在拼命为自己不信任对方找理由和证据，这不叫回归。

有些女性只要男方不出轨，不管怎么样都会把婚姻维持下去。我觉得这样有点把性看得太重了。如果按这个思路，是不是会出现以下极端情况：一个妻子守着一个不出轨、不挣钱养家甚至喝酒赌钱、债台高筑、不照顾孩子、不孝顺老人、不发生婚内性行为的丈夫过日子。当然有人会说这个情况太极端，大多数丈夫没那么一无是处。为什么女性对其他方面的包容度极高，而对婚外性行为零容忍呢？婚后的守贞难道是丈夫们的护身符吗？可以抵过其他所有的婚姻义务？婚姻意味着你们是合理合法的性伴侣、经济收入与债务的共同承担者、孩子的父母，有很多功能，我们不能把性看得这么重。把性看得太重的人，会觉得婚姻中最宝贵的承诺就是性，之所以把性夸大，实际上是拿婚姻来抓紧这个人。我们要考虑到，在婚姻中除了作为你的性伴侣，对方承担的其他角色是同等重要的。更进一步想，如果你把性伴侣这件事情看得那么重要，那你们在婚姻中的性生活质量又如何呢？根据我的临床咨询经验，把性问题看得非常重要的女性，实际婚姻中的性生活质量往往不高。大家觉得这似乎有点儿匪夷所思，看重性，却没有高质量的夫妻生活，这不符合逻辑啊。其实道理非常简单，这里的"看重性"，强调的是遵守婚后守贞的性道德，不是懂性知识，更不是享受性愉悦。就像一个人非常重视饮食健康，但并不喜欢研究美食的做法，也不热衷于品尝美味佳肴，虽然他的食谱很健康，但不好吃，长期跟他一起用餐的人会觉得味如嚼蜡，一旦有机会，肯定想溜出去自己饱餐一顿。

对我个人来讲，有两个因素会让我离婚：第一，我不能忍受自己看不起自己的爱人；第二，我不信任他。什么事情会让我看不起他、不信任他呢？男女是平等的。性、金钱、为人，在婚姻中需要承担的各种角色，在社会上承担的角色，都包括在内，这些方面出了问题，就是突破了我的底线。你也应该问问你自己的底线在哪里。没有触碰这个底线之前，我们都是往好的方向去努力，但这个底线被打破之后也不能委屈自己，因为等待你的将是自我折磨的后半生。一个人要了解自己，才能把握自己的生活。我们把握好自己的生活，也是对家人负责任。现实中常见的是一个忍辱负重的妻子，表面上接受了出轨丈夫的回归，但是心理的坎儿一直过不去，时不时就翻旧账，丈夫就像服刑人员，开始还觉得自己罪有应得，但服刑人员对服刑

爱与性

期的长短也是有心理预期的。如果长于他的预期，还不能刑满释放，他就会觉得自己也是受害者，会反抗，会造成新的矛盾。这样就造成妻子旧伤未愈，又添新疤。这样的妻子就是不清楚自己的底线，或者不敢坚持自己的底线，以为自己可以原谅出轨，但其实自己是个眼里揉不进沙子的婚后守贞的坚强卫士，虽然硬着头皮在往前走，但对双方而言都是折磨。如果一个女性清楚自己的底线，并敢于坚守自己的底线，选择离婚，短期内肯定痛苦，但从长远看，是对自己后半生的幸福负责。

第 11 讲　如何不尴尬、不羞耻地聊性

　　心理学基础理论是以性心理建构为核心的。弗洛伊德在《性学三论与爱情心理学》中提出这样的假设：性兴奋不仅来自所谓的性器官部位，而且来自全身各器官。

　　性心理是一个人心理的核心。如果一个人在性相关的沟通上非常顺畅，我会觉得这个人在与人的沟通上已经达到了最高境界。和父母的沟通，亲子沟通，同事间的沟通，与竞争对手的沟通，或者建立友谊、建立爱情的沟通，都不是问题。

　　为什么这么说？因为如果能够做好亲密关系中和另一半在性问题上的沟通，你肯定能完全做好自己，也必定非常了解自己，知道自己不擅长的就少碰，擅长的就多去做。这种对自己的认知，可以起到非常好的保驾护航的

作用。

现实生活中，你和你的爱人能够做到在性问题上坦诚沟通吗？能做到的人可能不是很多。在我的临床咨询中，因沟通问题导致亲密关系出问题的案例不胜枚举。其中，性问题又是我们中华传统文化语境下一个稍微有点禁忌意味的话题。另外，丈夫跟妻子谈论性话题，会显得很没面子（应该直接干就行了），妻子跟丈夫谈论性话题，又会很不好意思。一般来讲，夫妻之间除了性问题，其他的都能谈，也敢拿出来谈，但一到性的问题，就容易顾左右而言他，好像性只能是两个人上床之后才能做的一件事。

如果一对夫妻除了性，其他话题都能说，可能就跟找一个人搭伙过日子差不多，合伙组建家庭、生儿育女，但如果性不和谐，恐怕生孩子也有点困难，即便生出来，夫妻之间的亲密关系也会受影响。可能别人看起来你们日子过得红红火火，但个中滋味只有自己知道。

在现行一夫一妻制的保护下，如果在婚姻内不能获得高质量的性生活，对于一个人来说，想通过其他渠道获得高质量的性还是挺难的。尤其对女性而言，很多女性的幸福感都来源于家庭环境和亲密关系。中国的传统文化对女性的角色定位，就是一个女性相夫教子、把家管好是非常重要的事情。如果一个女性没有经营好身处的家庭，哪怕拥有再光鲜的社会地位，也会觉得自己不完美。那怎么才能在家庭中体会到在社会上无论如何也体会不到的幸福感呢？我觉得就是性的问题，一定要在合理合法的关系里得到充分的解决。但这并不是说夫妻结婚以后，只要能沟通，性就一定能够达到完美。

怎么叫作性沟通顺畅呢？就是我们先从自己的角度清晰描述自己的性感受，不只是告诉对方有没有满足自己。性的问题需要关系双方一起努力。客观描述自己的感受，比如最常见的，在前戏中有的女性觉得男性特别着急去刺激自己的阴蒂，觉得不舒服，就可以直接告诉男性。同时，你还得告诉男性怎样做自己才觉得舒服。最简单的方式就是女性抓住男性的手，在发生性关系时，引导男性，告诉他怎样才是合适的力度和速度。

这个时候男性不会认为你在教他，而是会觉得你非常配合，也非常投入，愿意和他在一起，解决他的一些难题，他不会觉得没面子。相反你什么都不做，自己的问题不积极解决，只指责男性动作太强烈，这会让男性非常抓狂。上述例子中，女性了解自己的感受，并正确引导男性做好前戏，以我们的聪明才智，自然而然就可以做到有效沟通。如果你卡在自己不能面对自己的感受，或者自己不知道怎么刺激是对的，抑或不敢表达自己的需求上，那就针对性地反思。跨过各种思想斗争，你就能进步一点。

一个人如果能够谈论自己的性，特别是女性，就说明这个人几乎可以面对自己的全部，自我接纳程度非常高。特别是在男权社会的氛围下，这样的女性对自己的女性角色是接纳的。性就是一块试金石，自我接纳程度越高，心理越健康，就越有自尊，越能坚持做真实的自己，了解自己真实的需求，也就更能做出正确的人生决策，幸福感也会比较强。

性不和谐是需要性沟通来解决的。要改善性沟通，必须从自我接纳程度的提升开始。你可以先试试锻炼自己的接纳程度，找到自己的坎。如果自己难以跨越，就去寻求专业人士的帮助，去认识自己、接纳自己。等到平常沟通可能存在问题的地方都顺畅了，最后再尝试在性的问题上跟伴侣沟通，你也许会看到完全不一样的风景。

性与亲密关系

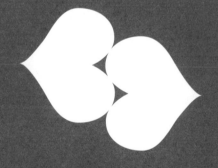

第 12 讲　关于婚前性行为

　　生活中我们可能经常听到这样的案例，有姑娘和男友情到深处发生了性行为，最后却惨遭分手，类似前面我们谈到的"上床死"。为什么会造成这种情况呢？是因为上床以后女性的身价就下降了，男人玩腻了就甩了吗？现实中确实有这种情况存在，但我们不能以这样的想法去揣测所有男性。从人性本善角度考虑，不是每个人都把感情当儿戏，渣男毕竟是少数，分手有可能是很多原因导致的。

　　提到婚前性行为，人们马上就会想到处女情结，在国内，无论男女，很多人的观念或多或少都会受到处女情结的影响。有的人特别鄙视这样的观念，有的人对此持批判性看法，也有人完全认同。

我们的性道德通常是男女两套标准。所谓处男不值钱，但处女特别值钱，就是因为对女性一贯的性压抑管理，女性不能在没有结婚的情况下发生性行为，否则就是不检点，而对男性就没有这样的要求。我个人认为最要不得的，就是男女不平等的性价值观。说到这里，我们回过头去考虑下，是否发生婚前性行为，需要考虑哪些因素？

我认为，不论男女，在考虑婚前是否发生性行为时，都应该从自己的角度出发。比如，男性考虑是否发生婚前性行为，第一要看自己的身体有没有需求，如果有，就要去争取。有人可能会说这不是教男的学坏吗？不是的，男女是平等的。如果男性能获得女性的同意，跟自己发生婚前性行为，并且感觉也很好，就算不上诱骗女性上床。这种性行为是真心付出之后得到的，没有什么不好。反之，如果自己没有足够的性冲动，只是为了证明自己的性能力，或者证明自己是爱女朋友的，从而要求自己发生性行为，那是非常不可取的。

女性在决定要不要和男性发生婚前性行为的时候，也应该从自身角度出发去考虑问题。首先我们需要考虑，男性想和自己发生性行为，他们身体上的需求是非常明确的，那我们身体上的需求是什么样的呢？回答这个问题，要对自己诚实，如果没有这种需求就不要假装，但如果身体真的有需求，就不需要压抑或者伪装自己说没有，或者认为自己一定要管住自己，因为还没有与对方结婚。我觉得这两种都是不可取的。20多岁男性的性需求在身体上的反应是很明显的，同年龄阶段的女性在身体上的需求没有男性明显，但在和男性相处的过程中，女性感觉到自己被呵护，觉得男性很有魅力，也是可以酝酿出身体上的性需求的。这是我们需要回答的第一个问题。有了这种需求，接下来我们需要考虑的就是你个人认为特别重要的因素了。比如你是否想和他成为终身伴侣，愿不愿意和他结婚，这是在发生性行为之前要考虑的因素，因为有些女性在和男性发生婚前性关系之后，会有强烈的走向婚姻的心理需求，有些女性就没有这么明确的需求。

我们一定要做好心理准备，明确发生婚前性行为和我们选择终身伴侣之间是否有极大的相关性。如果你认为这个相关性很大，我觉得要慎之又慎。如果你的身体有强烈的需求，也要充分考虑你对生活方式的选择，你很有可能会错失激情相爱时美好的性体验，但也可能守住了你认为最重要的婚姻。各种选择我们都应该尊重，主要是我们要能对自己的想法和最后的决定负责，不管是男性还是女性。

另外，我觉得女性不应该把和男性上床作为一种交换条件，这属于自贬身价。如果你自己都把自己看低了，把上床作为一种交换条件，获得真正幸福的可能性也不会很大。而且如果你有这样的想法，在和男性发生性行为时，也不可能轻松愉悦、心无杂念地去享受你们的爱情，这种不轻松、不放开的性行为，质量也不会特别高，也就失去了增进彼此亲密感的初衷。

经常有女性朋友问我，怎么才能通过男性的外在表现来判断他的性能力呢？没有亲身体验过，或者只是偶尔一次两次，是不能得出对方的性需求和能力跟你和谐与否的结论的。因为人的性反应需要在精神层面是放松的，如果带着验货的心态去，也不太好。

总之，在思考是否发生婚前性行为的时候，我们不妨按照以下的原则来做决定：第一，确认你们是否已经是男女朋友的关系，不要主观臆断，要和对方确认这一点；第二，性权利是平等的，你不需要在自己没有性需求的时候强迫自己配合男朋友的性要求，你可以在自己有性需求的时候主动提出来；第三，明确、尊重并坚持自己的性观念，除非你觉得它严重妨碍了你的亲密关系发展；第四，必须坚持安全性行为的原则，即插入全程使用安全套。

　　就婚前性行为的问题，男女双方应该真心相待，把自己的想法跟对方充分沟通明白。真实的感受，情到深处的性爱，这才是婚前性行为最有价值的地方。

第 13 讲　关于高潮体验

　　女性在性生活时体会不到高潮的问题还是普遍存在的。国外有调查数据显示，在性生活中只靠阴道接触，而不需通过其他方式对阴蒂头额外刺激也能获得高潮的女性只占20%~25%。绝大多数女性都不能只通过性器官接触的方式达到高潮，这种普遍存在的现象其实完全可以得到改善。我们可不可以在性生活的时候，用手、口及其他方式来刺激阴蒂头，帮助女性达到性高潮？当然可以。很多人之所以不这样做，不是因为想象力不够，就是因为思想观念被禁锢了。就像吃饭就得拿勺子或者筷子，用叉子就显得特别不伦不类。如果连餐具都不用，直接用手抓着吃，那就像是野人，别人也会看不起你。

　　很多女性在性生活时都没有阴蒂头被充分刺激的体会。

从生理构造角度来说，阴蒂分为阴蒂头、阴蒂体和阴蒂脚三个部分。阴蒂头就是在外阴可以观察到的阴蒂的部分，位于两侧小阴唇上方的结合处。阴蒂头非常小，阴蒂体其实隐藏在女性阴部的深层。通过对阴道的抽插刺激，会间接牵扯到阴蒂体，等于通过阴道性交，让阴蒂所有部位的血液循环加速，从而让它受到刺激。阴蒂体会把受到的刺激通过神经传导运输到阴蒂头，再通过阴蒂头的兴奋让女性达到高潮，所以平常通过刺激阴蒂头，就足够让女性兴奋了。大多数女性自慰，不是通过阴道内刺激，而是通过刺激阴蒂头。阴蒂头的神经丰富程度，相较于阴蒂体和阴蒂脚来讲，强了不只一两倍。而性生活时把对阴蒂头的刺激这一步拿掉，只通过阴道内的刺激让阴蒂慢慢变得兴奋，这种远程刺激还要通过神经传输，最后达到一个高浓度，就需要时间积累和技巧，女性到达高潮就会变得不那么容易。

说到底，其实条条大路通阴蒂头。只要它兴奋了，你就能体会到高潮。有的女性看到这里，可能会反思：怪不得爱抚的时候伴侣刺激我的阴蒂，我感觉挺好的，一插入反而完全没有感觉了。这就是因为男性插入之后不能让你的阴蒂头进一步兴奋。况且有不少女性在被插入的瞬间还会感觉疼痛，兴奋的感觉会立马中断。我们前面也提到过，这时大脑里的性爱闸门一旦关上，就得从头来，让女性重新放松，打开闸门，让阴蒂头变得兴奋起来。整个过程需要一定的时间，男性可能坚持不了。

一般来说，男性有效抽插4分钟以上，女性就有获得高潮的可能。如果男性的抽插时间满4分钟我们还是没有（高潮）的话，就不要在男性的持久时间上指责他，要求他再坚持一会儿。我们应该去反思在男性插入之前的效果如何，插入后自己的兴奋感有没有下降，在男性插入的过程中能不能让兴奋感持续高涨。如果效果不好，这个时候我们就要反思，是不是体位不对，是不是润滑度不够，还是速度和力量不是自己想要的。尤其很多女性在男性插入之后，想要的是慢一点、深沉一点，而不是在一个地方使劲，这些女性可能就会感觉到疼。但很多男性并不懂得这些，插入以后就顺着自己的感觉，女性的需求恰恰不是这样的。那怎么能够让男性知道我们有这样的需求呢？必须会引导男性。

也许有的女性会说，主动权在男方，他的身体怎么动，女方没有办法控制。其实特别好控制，你可以控制你的阴道是放松还是收紧，你的肢体可以控制对方是跟你贴得更紧，还是你把他推起来一部分。比如你用手按压对方的后背、臀部这些部位，这种动作就是很明显地暗示他用力。你对他的前胸或者肚子推一下，就是让他慢一点、轻一点；或者你可以按照自己想要的节奏拍他的臀部或者后背，这些方法你只要用，男性通常都能够理解。对方做对了，你再鼓励一下他，给出非常好的反应，他当然就知道自己应该怎么做，关键就是要看女性会不会引导。

如果一个女性在性生活中有过高潮体验，再获得高潮的难度就会小很多。如果体验过一次之后就再也没有高潮，那纯粹就是双方配合的问题了。性生活中没有高潮体验的女性，不一定就是性高潮障碍，必须询问是否能通过自慰达到性高潮，如果自慰可以获得高潮，就不是性高潮障碍，这是诊断的必要条件。我在临床中经常遇到没有高潮的女性，我问她自慰不自慰，基本上都说特别少，或者坚决否认，因为她们认为自慰不是什么好事儿，或者认为自己在结婚之前没有那么强烈的欲望，不需要自慰。也有一部分女性有自慰的经历，但不太敢在自慰时让自己有高潮。自慰这件事情已经让她很不好意思，甚至觉得很羞耻，如果还在这个过程中肆无忌惮地享受，就会更觉得自己对不起别人。

在女性自慰的问题上，大家的观念还存在很多误区。那些不自慰也不会自慰，在自慰中不允许自己有高潮的女性，离在性生活中获得高潮体验还有万步之遥。

还有一点很重要，就是女性的自慰方式往往太过单一。在性高潮体验方面，特别是在自慰的时候，普遍固着在一个方式上。其实想一下就不难发现，夹腿无外乎就是对阴蒂头的挤压和摩擦刺激，而且这种刺激劲儿挺大的，持续的时间还比较长。如果这个时候把腿分开，也可以用你的手或者玩具，对阴蒂头施加同等程度的刺激，相比之下这种刺激就更有敞开的感觉。其实阴蒂头有很多种按摩手法，可以拍打，可以画圈，可以上下左右快速刺激，可以在阴蒂的包皮上快速滑动按压，也可以在阴蒂的包皮上面摁住包皮来刺激阴蒂头。自慰不见得只能用手指头，还可以用指尖或者手掌，甚至指腹。用这些部位大面积对外阴进行爱抚，然后再重点刺激，方法是非常多的，就看你自己用不用。说到底还是观念和态度的问题。

总之，调整观念和态度是最基本的，再学习一些性的知识和技巧就完全可以了。上面提到的知识和技巧都不高深，只要我们允许大脑在这方面认真思考，允许我们的身体去做各种实践，这些都很容易理解并掌握。房中术之所以玄妙，是因为它披着封建残余的面纱，扯下它，可以还人类以本能的美好。

第14讲　当欲望不同频

　　这部分我们说说一些女性朋友经常遇到，也特别困惑的问题。这些女性朋友的性生活，之前都是男性伴侣主动，没有什么太大的问题，男方主动，她们就配合，觉得性这件事情不需要自己操心，也没有不被满足的感觉。但时间久了她们就发现，之前是男性主动才会有夫妻生活，一旦男性不主动或者主动的次数少了，夫妻生活就越来越少，甚至降为零。

　　这时候，这些女性就开始着急，起疑心：男的都有欲望，不和自己过性生活，那他怎么解决这个需求？难道他只自慰，以后都不找自己了吗？还是他外面有别人了？他不会有什么问题吧？这个时候很多女性才会警醒和反思，但接下来的解决方式又非常不合适，她们往往会质问男方，让对方感觉自己在家犯了一个"错误"，这样反而会导致两个人之间的性生活更不和谐。男性认为，以目前两个人的性吸引力状态来说，不想进行性生活是正常的，但如果让他感觉不想过性生活是错的，那他就得逼着自己去想、去接受，反而起了反作用。

其实，性这个东西就是一种习惯，越逼迫对方，对方就越不想过性生活。就像你主观上逼自己减肥，人体处于保护机制，用反感饥饿的方法对抗饥饿，就会得厌食症。一开始发现都是男方主动的时候就应该有所调整。那为什么很多女性觉得不需要调整？从前文提到的男女性欲望发展的特点，我们不难看出，三十岁之前男性性需求明显强于女性，所以那时候一般是男性主动提出性生活的要求，如果按照男性的节奏，女性实际上是"吃撑"的状态，基本"不太饿"的时候就"给饭吃"了。因为"不太饿"，也不太追求一定要"吃得饱、吃得好"，很多女性没有认真处理这件事情，留下了隐患。三十岁以后，这种局面逐渐转变，女性性欲望逐渐强于男性，就会出现男性主动提出性生活的次数减少，直到减少到满足不了女性的时候，女性才意识到这是个问题。

反过来从女性的角度想，有性需求的时候应该怎么办呢？对于女性来说，想与不想发生性行为都应该跟伴侣沟通，顺畅地表达——女性是可以表达自己在做爱时的要求的，要做到真实的性的表达和沟通。

如果双方在性的问题上沟通顺畅，就不会出现我开头说的那种情况。性生活，一般是先有感觉的人去引诱还没有感觉或者感觉没有那么强烈的人，不管这个人是男性还是女性，都可以发起。当然我们也不能够期待主动发起后，对方就必须回应，因为你饿了，不一定代表对方也饿。

男性主动的时候，女性不那么配合，好像被认为是可以接受的现象。男性会觉得女性就是这样。但如果女性主动，男性不太给力，我们可能就会觉得男性要么有病，要么不爱我们。这件事情也有点不公平，为什么对方一定要有反应，而且反应要和你一样到位呢？这个期待有点高。

当然，这里面肯定有我们自己的问题。你的诱导是不是没有特别到位？如果你没有做到成功唤起别人的欲望，还期望对方给出好的反应，那就只能碰运气。人的欲望不可能一点就着，一般可以允许对方有一个过程，所以调情和前戏是不可少的。

不管是男性对女性，还是女性对男性，调情和前戏都应该相得益彰。尤其男性对女性，女性在全方位的刺激下，会更快进入状态。对于男性来讲，这种刺激也有用，因为通常女性的挑逗要比男性更到位。所以千万不要忘记你还有调情这件事情没有做，不要上来就直奔主题。被引导的那个人其实是需要调整状态的，我们得引导至对方愿意调整，还得帮助对方调整到那个状态。

很多男性做的事情，女性觉得理所当然，但实际不是这样，我们自己去做就知道了，这里面其实包含着非常多的尊重、理解、共情、技巧、爱意，如果不亲自去做我们是体会不到的。很多女性其实并不是不想，但就是期待男性能主动来证明自己有魅力，不到万不得已，她们就不想表现出自己的欲望。

举个很常见的例子，一对夫妻好长时间没有性生活了，因为妻子工作压力特别大，状态很差，性生活一直都顾不过来。经过一段时间的调整后，妻子状态好了，觉得生活没那么大压力了，哄孩子睡觉以后，特别想和丈夫在一起亲热，于是就主动走到正在看电视的丈夫身边，丈夫也主动换了一个她平常爱看的节目。之前他们不太亲密的时候都是各看各的。这次丈夫有这个动作，妻子挺高兴的，就靠在丈夫身边看电视。这时候丈夫发出了一些主动的信号，比如过来摸了摸妻子的身体。其实这时妻子心里是有点窃喜的，她觉得丈夫也有这种想法，但自己的身体和表情都没有任何反应，只是心里默默地想着。丈夫看她这样，就觉得是不是妻子还是状态不好，就住手了。结果妻子不满意了，对丈夫说："我都过来了，你都有动作了，怎么不继续了，这是什么意思？你到底想还是不想？"她的口气变成了指责丈夫。结果就弄巧成拙了，本身是好事，对方也积极回应了，只因为这个回应不是她想要的，就责备了丈夫一番，丈夫最后也是非常扫兴。举这个例子就是想让大家知道，主动与被动之间需要很多的理解、尊重和沟通技巧。

不仅女性，男性其实也有很多顾虑。男性普遍的一个错误认知就是，碰对方的身体就意味着自己要勃起，所以没有勃起时，他们通常不去碰女人。但男性勃起以后再去碰女性，难免心急火燎，没有那么多耐心。女性是非常喜欢男性长时间爱抚自己的，但不是只碰重点部位，那些重点部位是女性在身体和欲望被唤醒之后才想被触碰的。如果男性火烧眉毛直接去碰重点部位，女性就会感觉不舒服。这就像我不了解你爱吃什么，你也不了解我爱吃什么，到做饭的时候抢着在厨房做。这样是很难做出好吃的饭的。我们既要在态度上积极配合，也要允许身体有反应。

随着年龄增加，身体的反应肯定不能跟年轻时比。女性身体的反应虽然可以一直持续，但这种反应也是基于合适的性刺激。如果没有合适的性刺激，女性身体对于同样的伴侣给的刺激不会有明显的反应，甚至会没有反应。男性更是如此，不仅是刺激的问题，还面临自身雄性激素水平下降的问题。所以我们应该在关系和态度上积极，同时允许自己身体上开点小差，这才是人性。

即使欲望不同频，男女之间还是可以非常宽泛地做一些亲密动作的。我们经常说，不要一直想着亲密动作一定要插入这件事。我有一张嘴就一定要吃饭吗？不一定，我还可以说话、喝水、吃零食、嚼泡泡糖、接吻，可以做很多事情。所以为什么性生活的最后必须要插入呢？如果我们不这样想，男女之间的亲密动作真的是太多了。比如咬耳朵、吻睫毛、接吻、抚摸、用羽毛或者丝绸在伴侣身上滑动、把食物或饮品放在伴侣身体上再食用，等等。

有人也许会说，如果有事没事就亲亲抱抱，会不会让我们对彼此的身体不敏感了？这样的想法其实是很狭隘的，因为你觉得接触身体唯一的目的就是让男性勃起，就是让女性湿润。不是这样的。身体接触——前面我们讲，皮肤是最大的性器官——触摸是对我们身体最大的性器官的爱抚，在这个方面活跃了，性方面不健康的概率还是挺低的。你连自己身体最大的性器官都从来不去安慰，仅仅关注两腿之间的那点东西，丢了西瓜捡了芝麻，又有什么意义呢?

我想提醒女性朋友，其实我们周身的皮肤是非常需要爱抚的，如果你不会引导你的爱人爱抚你，会失去很多美好的时光，并且你的润滑会越来越困难。男性也是，如果你喜欢一个人，对方有S形曲线、光滑的皮肤，你都不好好爱抚，是不是某种层面上也有点反应迟钝?

所以，无论是男性还是女性，我们都应该关注亲密动作——亲密动作可以表示好感，表示相互的安慰，表示相互的喜欢，也可以表示相互的性的需要。

第 15 讲　如何让性福保鲜

　　我想先问大家几个问题：你知道自己的性敏感地带在哪里吗？如果知道，那你知道自己的敏感地带在不同状态下喜欢的刺激方式也不同吗？你知道你的性伴侣除了生殖器官以外，还有其他地方比较敏感吗？如果从第一个问题开始你就感到有点儿困惑，那后面的问题恐怕也很难给出正确的答案。

　　为什么要用这样的问题来引发大家的思考呢？我想告诉大家，如果我们想和伴侣之间有一个比较和谐的性状态，应该相互了解一下彼此身体的敏感地带，这种相互了解也是建立在了解自己的基础之上。

　　了解自己对女性来说非常重要。因为和男性相比，除了乳房和生殖器官以外，女性身体的敏感地带变化特别多，而且几乎每个女性都不一样。比如，我见过有些女性眼睫毛非常敏感，有些女性鼻尖特别敏感，有些女性耳垂特别敏感，脖子、腋下包括两肋这些地方都很敏感。女性的腰窝、脸颊，甚至眉毛，其实都是有可能被突然点亮的地方，但很多时候男性并不能享受到这一点。相较而言，男性规律比较明显，就是以生殖器官为中心，大腿根、会阴等部位相对比较敏感，还有就是乳头，其他地方就比较次要了，所以我们说男性的敏感部位比较好找。可能有的男性会喜欢一些独特的刺激方式，但那基本上是和性游戏有关系，不是开发身体其他敏感部位的问题。

我们应该怎样去发掘自己身体的敏感部位呢？教大家一个方法，首先你要允许你的性欲望在身体上绵延一段时间，请注意这个词叫"绵延"，也就是说不能让它断。你会感觉到这种感受在放大，让自己持续处于这个状态之中。比如很多女性在听到很有磁性的男性声音时会比较有感觉，那你可能就想持续听他说话，这种刺激不要停。在这种情况下，我们可能会产生很多性幻想，可能还有女性喜欢看一些文学作品的描写，或者喜欢看一些特别浪漫的电影片段。那就反复去看，在身体有欲望时，试着去刺激最有感觉的身体部位，试着用不同的刺激方式，看看这种感觉能不能够被持续放大或者保持住，这就叫身体上的一些探索。而且，你可能也会发现这和你的月经周期相关，哪些日子你比较敏感，比较容易被点燃，哪些日子就没有那么大兴趣，哪些日子需要强烈刺激，哪些日子会反感那些强烈的刺激，慢慢你就摸清楚自己的规律了。知道了自己的这些规律，你就可以去与伴侣沟通，引导对方，达到事半功倍的效果。

我们也可以把自己探索身体的一些方式用到伴侣身上。虽然男性的敏感地带并不是特别多，但你自己探索的过程也会让男性伴侣觉得，你对他的身体非常感兴趣，这就代表你对他这个人感兴趣，当然也是对性感兴趣，对方会很高兴。即使你去亲吻他的脖子、大腿、屁股、腰部，不会让他马上勃起，他依然会感受到爱意，依然会觉得这是一种享受。这种爱抚他不会反感，而是会给予肯定。

而且，你做的这些事情，是他自己无法对自己做的。这些动作会让他觉得这是在和一个鲜活的人做爱，并且你很爱他，很欣赏他的身体，他会感觉到不一样，可以排解做爱时不放松的感觉。当你爱抚他身体这些地方的时候，他会很惬意很放松，从而慢慢纠正以前的认知，即性生活就是勃起插入。他会慢慢体会到原来和人做爱还有这么美好的过程，也会让他明白肌肤相亲的重要性。

这样做，男性就更能理解女性为什么那么喜欢被爱抚。他也能学会并且感受到原来还可以这么刺激人体，以后也会用同样的方法来刺激你，你就得到了一个积极的反馈。所以让男性伴侣感受到被爱，感受到你特别懂他的感受，反过来他也会让你感受到被爱，懂你、了解你，会让你感觉特别好。

相反，如果你对自己的敏感地带探索得很少，或者不到位，那你们之间的相互开发也就无从说起了。我们不了解自己，就更不可能去了解对方，因为了解一个人的身体对你来讲是完全陌生的事情。更何况这中间大概率还要冲破你很多固有的性观念。爱抚自己的身体，需要有性的积极观念作为支撑，让你觉得这是女性对自己身体的一种尊重，也是对自己性感受的一种尊重。你现在做的只是把它放大，去享受这个过程。

再有，大家在探索的时候，千万不要一次就下定论。探索自己的身体是一个慢慢积累的过程。如果指望一次就成功，那可能是你对这个人没有任何性趣，根本不介意对方是否能够有更多新鲜的感觉。如果你在意他，就像你在意你自己那样，肯定会慢慢来。

这就像你知道自己的饮食习惯，夏天喜欢吃什么水果，冬天喜欢吃什么菜，这些都是要得到尊重的。得到了自己喜欢的东西，这是生活的一种乐趣，一种掌控在自己手里的感觉，非常不错。这种掌控感有助于我们的身心健康，也有助于我们建立自尊自信。

第 16 讲　被对方嫌弃怎么办

　　生活中我们都爱听别人赞美自己的话，虽说忠言逆耳利于行，但听起来还是会不舒服，尤其如果说这些话的还是我们爱的人或者尊敬的人。我们特别希望能得到对方的认可，该怎么办？

　　你曾经在亲密关系中体验过被对方嫌弃的感觉吗？他都嫌弃你哪些地方呢？在被嫌弃之前，你是否已经嫌弃对方了？我之所以补充最后一个问题，是因为前面的问题会让我们特别懊恼，但第三个问题问完好像又感受到了一丝生机。为什么会这样？这是因为亲密关系中的这些互动会影响我们的自尊，也属于性心理学的内容。一般在恋爱期间，两个人的关系还有点脆弱，我们都不是特别愿意表达不喜欢对方或者指出对方的缺点，只有万不得已才会说不好听的话。也就是说，在恋爱期间，我们对彼此的完全接纳可能已经出现了问题，在不想接纳的某些点上，我们可能早就有感觉了。进入婚姻后，生活在一起，我们会发现对方更多的缺点，往往会直接说出来，因为不那么怕因这样的小事分手，而且特别希望对方改变。

在这里，我想提醒大家，在表达对对方的不满时，我们第一要做的是反思一下，自己是从什么时候开始嫌弃对方的这些方面的？这些方面是不是时时刻刻都让自己表现出了不满？对方能不能感觉到自己的不满？这种不满会让别人不再想包容我们吗？有可能对方也早就嫌弃我们了，但由于我们自身的其他魅力和优点，对方嫌弃我们的那种情绪会变弱。如果不是这样，彼此负能量越来越多，这种嫌弃就会表现得越来越明显。

有的人非常敏感，别人点出来自己的问题，就特别自责和生气。之所以会这样，实质上是因为他们自己就很嫌弃自己，又不想让别人知道，结果别人说出来就好像自己对自己的嫌弃被证实了一样。一个特别敏感的人，可能会把关注的重点放在别人对自己的人身攻击上，最后变成了自己嫌弃自己的恶性循环，有点得不偿失。这样的忠言逆耳也可能会让一段关系分崩离析。

如果你是这种情况，就应该思考下面两个问题：为什么自己那么嫌弃自己？为什么不能够接受不同意见？通常来说，这是因为我们内心的安全感不够，自我认可和接纳程度太低。如果一个人有充分的自信，不管别人说什么，都会波澜不惊，他知道自己之所以有这种行为，是成长过程导致的，不会对自己过于苛责。

当然，表达嫌弃的一方可能也有问题。一种是在表达方式上欠考量；另外一种可能是他真的认为别人不对，只有自己对。如果是这样，跟这样的人在一起肯定不会有好结果。如果关系的双方都认为自己是对的，世界应该按自己的方式运转，对方有一点不按照自己想的来就是对方不好，那这种相互嫌弃和攻击会日益升级，需要及早停止相互伤害。

总结一下，如果我们对自己是接纳的，就不会把别人对我们的抱怨或不满视为嫌弃，而是会视为和自己不同。别人说的话如果确实过分，你可以去沟通。这也给了我们一个机会，减少生活中各种扯皮事件。这件事情上，我觉得没有什么客观的标准，需要你扪心自问，到底知不知道什么叫讨厌，什么叫喜欢，以及有没有底线。

但如果我们对自己是不接纳的，别人说了什么就当成别人嫌弃自己，是人身攻击，就很难分辨出别人是真对你不好，还是只是客观上与你不同。有些人对自己不接纳，也没有底线，会根据对方每天跟自己的互动来判断相互间的喜欢程度。这就容易陷入相互嫌弃的恶性循环，导致爱情最后变得非常不堪。解决方案就是我们检视对自己的接纳程度以及心理健康水平。如果你在恋爱之前对自己的评价分数能够达到80分以上，也就是说你绝大多数时候是接纳自己的、是自信的，那你就基本处于心理健康的状态。

在这样的状态中去恋爱没什么太大问题，但如果自己心理准备不够，恋爱交往中出现不愉快，那就要注意，不要盲目下结论，检查一下你们的基本观念是否一致。如果是一致的，这些不愉快就能过去。如果不一致，那就不值得包容了。通过恋爱，我们也能让自己变得越来越成熟。

第 17 讲　稳定平淡期的性和谐之道

　　现实生活中，有的人会有这样的问题，在关系处于平淡期时，怎么才能享受性的和谐。一般恋爱过了激情期，或者结婚已经有几年，男女双方可能都不太能找回当时那种激情的感觉。就像进入一个死水潭，没有任何波澜。其实这多半是因为两个人在之前所谓的激情状态中，也没找到特别和谐的感觉。

　　如果两个人之前的性是和谐的、彼此满足的，都了解性，也享受了曾经的美好，那种美好的东西是会让人追忆和珍惜的。但这并不是说一定要把当时特别好的激情延长到一辈子，这只能是美好的愿望，不可能实现。

　　我们千万不要在平淡期追求激情，平淡期我们应该享受的是我们特别珍惜的，用激情换来的相互了解与和谐平稳，那种互相熟悉的默契，是常年在一起的伴侣特有的。这种默契可能是一个眼神对方就知道你要什么，或者说通过女性体位的小小的变化，伴侣都能知道你有没有兴致，等等。激情不是故意激发出来的，而是需要在生活中自然爆发。

一直平稳的生活也是不存在的。生活中总有一些意外，比如生老病死、工作升迁等，这些事件有好的也有不好的，但都会让我们的生活起波澜，而这种波澜可能会制造出激情。当然，这种激情有可能是负面的，也有可能是正面的，我们不能期待它，应该让它自然而然地发生。拥有稳定的平淡期，需要经过之前的调整，肆意放纵的激情之后，是不可能得到真正的和谐的。

默契绝不意味着一定得同步高潮，也绝不意味着一个晚上得有好几次高潮，而是对方理解你的状态，知道你要做什么，自己也非常配合。越是默契，我们就越能享受生活的常态。在生活常态中，两个人相互懂得、相互理解、相互体贴，这是人间最放松、最美好的状态。

我们也没有必要用性生活的频率，去框住自己或者伴侣。性这个东西没有条条框框，也不是算计来的，没有必要过分强调性生活。这样的行为可能会直接威胁到彼此间的信任和伴侣的忠诚，肯定没什么和谐和默契可言。任何一对长久生活的伴侣都要过这一关：在相互了解的关系里，面对生活平淡的每一天。

再说回平淡，肯定会有亲热、亲密后酝酿出来的身体上的需要，这种需要不是激情期的刺激，是幸福、美好的伴侣才能够体会到的一种状态。

如何能够解决长久夫妻平淡中的激情缺失？我觉得问这个问题的人可能之前就没有找到激情。如果之前就没有找到，在关系平淡期还能让性生活重新调整到一个比较好的状态吗？

当然可以，下面我就告诉大家一些方法。不要追求必须有激情才能做爱。先放弃这个前提，再去认真反思一下之前性生活中你们各自都有哪些不满意的地方，大方说出来。在说的过程中，你们可能会发现里面有很多误解。这些误解会让我们失去在激情期可以获得的东西。去找专业人士，比如性心理咨询师，帮忙分析调整，相互沟通明白，再共同学习一些知识技巧去实践，问题就可以解决了。如果你们在这个时候解决了问题，我相信你们真的是经得住考验的一对伴侣。

第 18 讲　关于房事恐惧

我在咨询中经常遇到这样的案例，夫妻性生活中，女性觉得前戏中自己还没有做好准备，但每次老公都比较着急进入，造成女性感觉疼痛和不舒服，导致女性拒绝性生活，不回应爱人的邀约，被认为是性冷淡。

其实我觉得这有点冤，这种情况中女性并不是性冷淡，只是饿了想吃却吃不好，女性受了委屈。作为受害者，我们不能简单告诉男性自己是性冷淡，给自己贴这样一个标签，更不能认为性生活中感觉疼痛是自己的问题。还有女性会觉得作为女人想这么多有关性的问题不好，其他的事更重要。我觉得这些想法非常要不得。

为什么？因为你放弃了对性生活和谐的追求，等于放弃了让生殖系统达到最健康、舒服的状态，就相当于你不好好照顾呼吸道，经常在糟糕的环境里待着，你不关照它，它反过来肯定也不关照你。等到了一定程度，你就会喘不过气，活生生被憋死。所以，我们对于身体的每个系统都要给它提供良好的环境，让它发挥自己最好的功能，这是对身体最起码的尊重。

从性与生殖系统来说，什么是最健康的生活状态？首先是生理方面的健康，别有生殖器官感染、出血、疼痛这些不良的感觉和症状。由于生理层面的影响，女性的身体会出现一些小问题，最常见的就是反复发生的阴道炎。虽然不是大病，但小病也非常折磨人，甚至还会发展成宫颈炎、子宫炎症、附件炎、盆腔炎等。这些器官都是女性孕育生命的地方。如果卵巢有了炎症，卵即使成熟也排不出来；如果输卵管有炎症，卵排出来了输卵管也接收不到，进而影响受孕。

其次，是性心理方面的健康，包括女性认为自己是有魅力的，有性的欲望，可以在有欲望时表达自己的魅力，有适当的性行为（性生活或自慰），可以感受到性愉悦等。简单来说，就是性自信，性生活满意，孕育过程顺利。

有人会问，性交中的疼痛是不是忍一忍就行了？其实不是这样的，性交中任何不舒服，我们都应该及时解决。换句话说，在性交中我们不应该感到不舒服，性交就像"饿了就要吃饭"一样，是特别正常的一件事。如果存在不舒服，我们就要积极寻找原因。

比如有些女性其实是知道原因的——前戏不够，自己没有感觉。这种情况有些男性就不能够理解，因为他们还是能感觉到女性阴道润滑的，觉得这样的润滑够用了，就可以发生性行为，但女性并不这么认为。即便它是润滑的，但女性的大脑并没有想做爱，这种润滑就不能持续。换句话说，男性插入以后，这种不舒服的感觉会让女性的大脑进一步抑制润滑液的分泌，虽然男性认为已经可以了，但是润滑的状态在男性插入以后很快就会消失，女性就真的会非常痛苦。

还有些男性不是在阴道口感觉到阴道已经润滑了，而是把手指伸进去，在阴道内部摸到了它挺润滑，这个不叫润滑度够。因为阴道本身就是一个润滑的环境，它本身并不是干燥的，所以男性摸到的阴道润滑是阴道自身的环境。这时候润滑程度还是不够的，只有外阴也润滑了，才是足够润滑，这是性兴奋导致的润滑液的分泌。

因为性兴奋而分泌的润滑液是前庭大腺分泌出来的。前庭大腺存在于小阴唇和大阴唇之间，看不见也摸不到。

在性生活中，男性要知道外阴润滑才算是女性兴奋，而不是阴道本身环境的润滑。

夫妻在性生活开始阶段感觉不舒服的那一小段过程，可以进行调整，这种不舒服并不是每次性行为都会出现。我们可以通过润滑剂来调整。如果老夫老妻觉得前戏效果不好，在男性插入之前可以用一些润滑剂来保护。这就是性行为中的一种辅助。

如果女性对于前戏是期待的，但伴侣并没有满足这个期待，这个时候女性就要去耐心引导。如果女性不说，男性就不知道做到什么程度是女性喜欢的。也许男性觉得亲吻你的嘴就是他想怎么亲就怎么亲，但你可能会觉得接吻时一点感觉也没有；也可能男性觉得他应该抚摸你的乳房、阴蒂，但你觉得这种抚摸太直接了，在触碰这些敏感地带之前，你还希望他抚摸你周身的皮肤，比如脖颈、手臂、大腿，等等。女性可能会觉得抚摸应该由外至内，由不敏感到敏感，这个过程会让自己觉得对方特别爱自己，而不只是几个特定部位的刺激。很多女性都会觉得男性把自己看成了"三点式"，这是非常不尊重女性的表现，但这种现象确实在大部分"直男"身上是存在的。要想改变这种情况，女性只能用身体引导的方式来让对方做出一定程度的改变。

如果男性坚持自己的方式，你可以就这个问题和他进行严肃的沟通。你需要告诉他，他可能面临的是你经常会拒绝他的性爱邀约，是你们双方在性方面出现严重的问题，甚至可能会导致婚姻不稳定。我们把利害关系摆上台面，如果男方还是不做任何改变，就没有任何道理了。

性方面的沟通非常考验一个人的心态和本性。与其忍耐，把自己的身体健康搭进去，不如早早清醒。亮出底牌之后就看你能不能接住自己出的招，能不能维护自己的权利，能不能坚持你自己认为对的道理和对的事情。

我们在相互了解的基础上表明自己的需求，如果对方依然不做任何改变，这件事就没有什么意义了。但特别遗憾的是，很多时候女性根本做不到表明自己的需求，让很多男性钻了空子。这会让女性非常痛苦。

保护好你自己

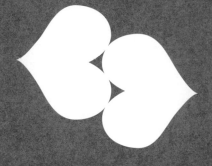

第 19 讲　如果意外怀孕

　　这部分我们谈谈意外怀孕对女性造成的影响，特别是女性应该如何保护好自己。

　　意外怀孕分两种情况，一种是婚前，一种是婚后。婚前意外怀孕可能会导致两种结果。第一种是你和对方并没有考虑到结婚这一步，也都不想奉子成婚，结果可能就是把孩子拿掉，这个决定对两个人来说都不愉快，很容易让双方闹矛盾。还有一种结果是，怀孕提升了两人的亲密度，然后顺理成章地结婚了。如果婚后一切顺利，则没有问题。但因为恋爱进程突然加速，两个人可能来不及比较全面地了解对方并包容彼此的缺点，或者来不及考虑婚后生活的细节问题，更没有足够的二人世界帮助增进感情，婚后闹矛盾的情况也很多见。由此看来，未婚先孕给婚姻生活增加了难度，我认为奉子成婚风险很大。总之，婚前的意外怀孕弊远远大于利，一定要小心避免出现这种情况。

如果是婚后的意外怀孕，虽然不会导致婚姻出现严重问题，但如果夫妻双方并不想要孩子或者近期没有打算要孩子，特别对于女性而言，意外怀孕会给我们的生活节奏带来特别大的影响，会让我们猝不及防，需要充分考虑各种得失利弊。所以，我觉得婚后的意外怀孕也是弊大于利。综合考虑，还是不要发生这种意外状况为好。

意外怀孕之后，很多情况下女性会选择终止妊娠，那就要谈到人工流产的问题。人工流产对女性的身体，特别是生理层面上的伤害还是比较严重的。国内人工流产手术基本都采用负压吸引术和刮宫术，对女性子宫内膜基底层的损害是非常大的。子宫内膜分为功能层和基底层。功能层受卵巢性激素影响发生周期性变化而脱落。基底层不受卵巢性激素影响，不发生周期性的变化。胚胎着床发生在功能层，人流手术要彻底清除功能层里的胚胎组织，才能保证手术成功。一般来说，通过负压吸引，基本可以达到满意的清除效果，但是也有个别情况，需要用钳刮的方法加强清除。负压吸引比较安全，伤不到基底层，能保证今后从基底层生长出来的功能层细胞是完好的。钳刮一旦掌握不好手法，可能会伤及基底层细胞，这就好比把土地刨坏了，上面生长出的东西也不好一样。

大家真的不能用人工流产这个最狠的招作为常规防御方法，这是得不偿失的。人流手术可能会造成子宫内膜异位症，给女性后面的生活造成很多隐患。这种病无法治愈，是导致严重痛经的主要原因之一，也是不孕不育的常见病因之一。人工流产是万不得已的办法，应该是你采取了各种避孕方法都没成功后的最后防线，而不能作为唯一防线。

要记住，作为一名女性，如果你无法接受可能会怀孕的结果，就要自己努力做好避孕措施，千万不能指望伴侣，他在法律上对你的身体是不负责任的。即使是你婚后的爱人，人工流产对你的身体造成的伤害，他也不负相关法律责任，因为这是正常的夫妻性生活。

认真避孕，准备好安全套，我劝所有有性生活的女性都要有这种保护措施。如果你5年之内根本不考虑怀孕，又觉得用安全套不舒服，每天吃口服避孕药也非常麻烦，那建议采用长期避孕的方式。其中一种叫皮下埋植剂放置术，是把一个慢慢释放药效的东西埋到皮下，一般是在上臂脂肪最厚的位置开一个小口埋进去，非常简单，但这种手术要到正规的三甲医院或者计划生育中心去做。这

保护好你自己

种方式副作用相对比较小，因为它每天释放的药量是极少的。如果你10年之内都不考虑要孩子，可以安装宫内节育器，简单说就是"上环"。上环之后有任何不适，取出来也很方便，现在上环和取环都可以无痛，也是对女性的一种保护。长期避孕已经不存在什么障碍了。

如果你没有长期避孕计划，只是短期内需要避孕，安全套和口服避孕药是首选。我们还可以采用在女性阴道内放置杀精剂的方式来避孕。每次性生活之前把凝胶放入阴道，操作起来也不太麻烦。再有就是女用安全套，把女性整个外阴包住，充分避免和男性的体液接触，预防性传播疾病的效果要比男用安全套好一些，但需要女性在医生的指导下自己来操作。我们可以根据自己的需求来选择。

怀孕这件事是老天爷给女性的权利和技能，同时也需要我们承担起这部分的责任。我们要对自己的身体负责，也要对小生命负责。做不做母亲，都是我们充分考虑后的理性选择，这才是负责任的行为。

第 20 讲　爱护、保养你的性器官

谈到女性的保养，毋庸置疑，我们都知道很重要，但很多人想到的可能是，锻炼身体以保持好的身材，为了有好的皮肤状态，注意皮肤保养，美容整形，吃点营养品保持身体健康，等等。

在女性生殖健康的保养方面，大家避而不谈，其实这是女性保养的一个核心。为什么这么说？我们姣好的身材是在青春期发育以后才长成的。在你还是小女孩的时候，看不出和小男孩的身体有什么不一样，青春期发育以后，你才有了乳房，有了腰，有了臀和胯，你的皮肤才越来越白细水亮，那么这些变化是源于什么呢？

不是源于吃了多少素食，而是源于性激素，也就是说卵巢发育完全以后，要释放性激素了。具体到女性，就是在雌激素的作用下，一个人的皮肤会看起来白皙、有光泽，会让阴道有很好的自我保洁的功能。什么叫自我保洁的功能？比如说细胞定时脱落，白带正常，把脱落的细胞带出来，把宫颈、子宫分泌的一些废物带出来等，还有就是维持阴道内正常pH值，保持酸性环境，有利于杀菌，这些都依赖于青春期的发育。有性健康作为基础的女人才会美丽，才会有魅力，才会健康。

所以在保养的时候，女性朋友千万不要忽略这个根本，只去抓外在。你的内分泌水平正常，外在才有可能在经过修饰后有所提升。如果一个女性的内分泌水平不正常，月经不规律，存在痛经等问题，即便她外表很好，那也是建在沙漠上的宫殿，经不起风吹雨打。现实生活中很多女性为了拥有纤细的身材，减肥都减到闭经了，这是非常严重的错误。

下面这些问题，看你是不是都能清楚明白地回答出来，这样才能知道你是不是做到了爱护自己的性健康：

1. 月经初潮的时候，你知道月经意味着什么吗？

2. 你在月经初潮的时候就能够正确使用卫生

巾吗？

　　3.在月经初潮时，你有没有事先预备好的卫生巾？

　　4.你还清楚地记得末次月经的时间吗？

　　5.你现在是否希望它能够准时来访？

　　6.你是否因为每次来月经都疼得要命，恨不得它别来？

　　……

　　我想可能很多人都答不上来，尤其是第二个和第三个问题。对于月经到底是怎么回事，可能好多女性都还弄不明白，就像很多男性弄不明白精液是怎么回事一样。现在女孩子发育得早，10岁、11岁来月经的大有人在。这个时候她们通常是在上小学，如果孩子在上三四年级的时候，还没有人给孩子讲这方面的知识，那么她来月经时可能就会一头雾水，再加上她可能观察到家里的女性来月经时肚子又疼又难受，也可能会很讨厌这件事情。如果我们不提前告诉她，她就不知道自己身上一定也会发生这样的事情，或者有一天她知道了，并不喜欢这件事情，就会非常紧张害怕。

这就是对自己本身应该有的美好的发育持错误的怀疑态度。如果一个女孩子厌恶这样的生理反应，那她将来会好好对待自己的生殖器官吗？我很难想象。不能正确使用卫生巾，在来月经时不知道怎么应对，都会让我们莫名地讨厌月经。我本来好好的，突然间裤子脏了，血弄到椅子上，周围同学会怎么看我？其实这些事情都是可以避免的。

经历过月经初潮，你就会知道，月经来时大概是什么感觉。有过几次以后，你大概就能分析出来，月经快来的时候，自己的身体是不是有什么信号，如果没有就更得随时备着卫生巾。而且月经初潮之后，女孩子要记住自己是哪一天来的月经，现在很多应用程序都有记录生理期周期的功能，使用起来很方便，可以充分利用起来。

为什么我们一定要好好对待这件事情？因为它是女性发育最明显的证据。月经来潮不是青春期的开始，而是第二性征发育完全的标志。我们先有身体发育、乳房发育，然后出现声音的变化，最后才是月经来潮，证明女性的整个卵巢功能已经形成了一个闭环，各种功能都已经完备。

在雌激素的持续作用下，乳房继续发育，子宫继续发育。所以月经可以告诉我们女性体内内分泌水平和大脑之间的配合状态，以及身心和谐状态，这是特别重要的。同时它也能够向我们展示子宫功能是否正常。

女性经期子宫内发生的生理过程可以这样去理解：子宫里要脱落的东西一定要排出来，子宫会努力让这些需要脱离的内膜掉下来，掉不干净就会变成月经淋漓，排出的过程也不能太快，太快会导致子宫收缩，所以可能得持续几天。需要脱落的内膜都从子宫壁上掉下来以后，还得顺利流出子宫，从宫颈口排出去。在这个过程中，如果不顺利，子宫会使劲收缩，就会带来腹痛。

由此看来，至少有两个原因会造成女性经期腹痛。第一个原因是内膜脱落的过程不顺利，常见的疾病有子宫内膜异位症等，中医讲的宫寒造成的痛经大多属于这一类；第二个原因是排出的过程不顺利，常见的疾病有生殖道畸形等。有的女性可能会说，我妈妈就痛经，女性都是这样的，生了孩子以后也许就好了，但有些人可能生完孩子也没有改观，这就是命。这完全是伪科学，我们可千万不要再这样愚蠢下去了。女生月经来潮是正常的生理现象，为什么要疼？就像饿是一种正常的生理现象，如果说一饿就胃疼，那这个人可能就活不下来了。这是不应该的。我们每次吃饭都很愉悦，吃完不饿，吃美了，这才是正常的。如果一个正常的生理现象带给你的是痛苦的感受，这里面肯定有问题。

如何判断月经是否正常呢？我们将月经初潮后的半年设定为调整时间，因为那时候卵巢还没有发育成熟，可能有了一次月经，下次得缓一缓。大概半年后，基本上功能就比较稳定了。因此在这半年之内，月经不规律，有多有少，有些疼痛什么的，先不用特别紧张，感觉疼的时候注意保暖，对症治疗就行了。半年以后，如果月经依然没有规律，或者疼痛一直没有缓解，还越来越厉害，就必须引起足够的重视，去解决这个问题。

我曾经在临床中遇到一个非常典型的案例，一个小女孩从 10 岁来月经就说肚子疼，她的父母觉得很正常，直到这个孩子 15 岁的时候才去检查，发现她得了一个特别大的子宫肌瘤。很多人都很难想象，一个 15 岁的女孩会长子宫肌瘤，这种病例是非常罕见的。这个问题完全可以在孩子很小的时候就发现。在问题还不严重的时候，我们可以控制、观察，适时做一个小手术就解决了。等到孩子大了，给孩子造成了大的伤害和影响，父母就真的悔之晚矣。如果一个女孩子十五六岁还没有来月经，而且还会有一些腹痛，这个时候就得赶紧去带她检查，看看是不是有阴道闭锁这个问题。阴道闭锁即阴道不通畅，这种生殖畸形在妇科很常见，越小去做阴道成形术①，将来对孩子性生活和婚姻的影响就越小。

下面我告诉大家怎么去判断自己的生理期是不是正常。第一，看月经来的规律，是不是28天加减7天。也就是说，如果你的月经周期在21天到35天之间，这个就叫作月经周期正常。但如果你这次隔了21天，下次隔了34天，这种变化太大，就有点不正常了。第二，看经血持续天数，正常是5加减2天，也就是持续3天到7天都是正常的。第三，看月经的出血量，一般来讲，10片一包的卫生巾，一次经期够用，就是正常的，如果你一定要用两包以上，我会觉得量有点太多了。如果你都用不着卫生巾，拿卫生护垫就能解决问题，可能就第一天、第二天用卫生巾，这样量就太少了。

大家要对自己的月经给予充分的重视，在不疼的前提下，根据上述这几个标准来判断。

对于外阴的呵护，很多人就更不重视了，这里我还要强调一下。在清洗外阴的时候，一定要记住把褶皱里面冲洗干净，所以我不太建议用盆来清洗，一定要用流动的水，

---

① 简单说就是通过手术，人造出一个阴道，让患者获得通畅的生殖道。

从上到下、从前到后地冲，避免把肛门区、会阴区的污物带到前面。我们的尿液其实是无菌的，而大便是有菌的。有的人大阴唇和小阴唇比较丰满，尤其小阴唇比较大，这时候就要翻过来，里面和外面都要清洗，把有褶皱的地方翻开，用清水冲就可以了。

如果你的白带情况正常，基本上是白色，有点微黄，完全没有异味，状态是乳状或者半乳状都没问题，只要别有豆腐渣似的那种状态就行。在白带正常的情况下，我们不要对阴道里面反复冲洗，更不要随便用有消毒功用的清洗液，可以在感觉不舒服的时候用，如果没有感觉不舒服，就让阴道自己调整，维护阴道正常的菌群，不能人为破坏。除非菌群已经被破坏，需要人为干预。平常清洗外阴就够了，不要反复冲洗阴道里面。

第 21 讲　让关系滋养自己，更自尊自爱

　　我们经常看到一个女孩子突然间变得神采奕奕，脸上经常挂着笑容，大多是因为恋爱了。不管是男人还是女人，幸福感都会因为爱情的存在而提升。遇到爱情的人都希望将爱情进行到底，与爱的人结婚并且相守一生。现实生活中尽管有"婚姻是爱情的坟墓""七年之痒"等说法，以及越来越高的离婚率，但依然无法阻挡人们这种美好愿望。人为什么会追求爱情？因为它确实可以给我们带来正能量，生活中伴侣的存在，能让我们内心更加安稳，更容易觉得幸福。

　　虽然单身也能做到各方面都比较完满，但大多数人可能都需要在一定的关系里实现自己。小时候我们被爸爸妈妈呵护着长大，觉得自己特别需要他们，有他们在，我们

才觉得有力量，才觉得被爱，认为自己是值得的。慢慢地，这种能量在我们内心累积，进入青春期时，我们就会觉得这种能量只在家庭范围内，有点被压抑了，需要到外面的世界去释放。我们走出家庭、走向社会，在社会上交朋友，需要有团队的归属感。这种归属感其实是替代了父母给的安全感。后面我们可能会发现，自己的需求可能变得更深刻、更集中，它好像不能分散给几个人了。尤其是结合了性需求，集中到一个人身上，就产生了爱情，这就是成熟的爱情。

为了爱情，我们可能要让渡自己的一部分利益，这与其他的社交关系不一样。小时候和父母一起，我们不会感觉到自己主动放弃了部分利益去满足父母，那时候我们没有这种能力，也没有这种意识。但长大以后我们就会发现，当特别喜欢的人在自己面前时，我们可能需要牺牲自己的部分利益，主动放弃一些东西。

亲密关系中，这种牺牲经常是双向的。在维系亲密关系的过程中，看上去我们是做出了牺牲，其实是得到了滋养。这种滋养让我们觉得有能力付出，并且通过付出得到了更重要的东西。这个过程中，我们感受到的是成长，是更安全的感觉，同时也会更了解自己。

这就是关系对一个人的滋养。在这个过程中，我们因为感觉到自己确实被别人喜欢和尊重，被别人爱着，自我的认同感和价值感也会提升。自尊和自信就会更稳定。这就是一种健康的两性亲密关系。

在亲密关系中，性是最核心的一种关系，也是亲密关系区别于其他关系的特质。如果女性牺牲自己的性需求来取悦伴侣的性需求，就无法收获自尊自爱，无法滋养自己，同样也无法滋养伴侣，这种性和谐也不会长久。

有这样一个案例，让我记忆犹新。一位气质高雅、衣着得体的女士来找我咨询丈夫出轨并要跟她离婚的问题。他们有两个儿子，一直在国外由她照顾，丈夫在国内全心发展自己的事业。五年的时间，他从婚前在岳父公司打工的一个小职员，成长为公司老总。她一直对自己的选择很满意，而丈夫却突然提出离婚，这让她很难接受。最重要的是，丈夫要求离婚的原因竟然是："我现在才知道，你居然一直假装性高潮欺骗我，你知道吗，这是对男人最大的侮辱，我对你已经不信任了，必须离婚。"这位女士很认真地问我："男人真的分得出来女人性高潮的真假吗？"我说："是的，当然要在他体验过真高潮以后才会有分辨能力。"她有点儿迟疑地点了点头。我问她："你之前和他做爱的时候，真的一直在伪装高潮吗？"她回答："是的，因为我爱他，很欣赏他，很笃定他是非常优秀的男人，能有很好的前途，我必须增强他的自信，我知道男人在性问题上是很敏感的，如果让他感到在和我的性爱中把我征服了，自信肯定会迅速提升，这样他才有勇气和我结婚。事实证明，我的眼光很准，他确实发展得很好。真假性高潮有很大区别吗？"我说："有。成人电影里表演出来的性高潮，并不需要分辨真假，只需要从中寻找刺激。但在亲密关系里，人类的性行为是带有感情色彩的，希望向伴侣敞开内心并全身心接纳伴侣最隐秘的东西，品尝性爱合一的感觉，不是靠单纯的刺激就能满足的，真实的魅力大于刺激本身。你给他制定了一个美好蓝图，按部就班地实施着，你认为是爱他的表现，但在他看来，是被看穿、被控制，甚至被算计。"她无奈地点头表示理解，问道："如果没有第三者，他始终不知道真高潮的感觉，是不是就没事了？"我说："只是时间问题，我相信你们的关系并没有表面上那么完美，你肯定也有苦衷。"她听完就哭了。

在亲密关系中，有些时候我们确实需要牺牲自己的部分利益，但这些付出不能违心或者伪装出来。比如，有些女性很在乎伴侣挣钱要比自己多一点，虽然她可能都没有意识到自己也在挣钱养家，但伴侣比自己挣得多、比自己掏得多，她们就会很高兴，觉得自己嫁得值。但如果男方挣钱没有女方多，男方可能就会心里没底气。这种情况下，两人的关系就会出现隔阂，男人因为没面子，不能自然地在女性面前振作雄风，性爱活动中，女方也很难全身心投入，会觉得特别委屈。这个例子就说明，亲密关系中如果没有某种能力，就不要在这个方面突破自己的底线。

在性爱的问题上，往往女性都没有太多的潜力可寻。因为大多数女性不懂得性技巧，也不想知道这方面的知识。她们对自己的性需求、性感受不是非常在意，对自己如何能获得性高潮也没什么经验总结，对男性性心理更是知之甚少，并且不愿意和男性沟通这方面的问题。能沟通，能在互相了解的基础上做出新的性行为尝试的女性为数不多。

同时，女性在性爱中考虑的问题比较多，也就是说，影响女性性生活的因素比较多。上文提到的性道德双重标准、性观念、感情亲密度、担心怀孕、"上床死"等，都是常见的因素。在这些观念的束缚下，女性做不到那么开明，如果还要努力委屈自己去取悦男性，通常是两败俱伤。

我们在前文反复强调，大脑是最重要的性器官。人类性活动的美好与丑恶，其实都是源于大脑的认知和感受。

而简简单单的两腿之间的事情，只是生殖或者"生意"，我们实际上是借助性器官让大脑产生一些感觉。如果女性不经大脑就去实施某种性技巧，大概率是牺牲了自己去取悦男人。这样，性生活中你的反应可能会越来越弱，对方的感受也不好，这就是我说的两败俱伤。

因此，女性应该充分探索自己、了解自己，接纳自己的性需求和性感觉，将大脑里的性爱闸门打开，让美好的感觉进来，让负面的性观念与束缚观念走开。这样我们才能够在性的根本问题，也就是性权利上，真正实现男女平等。在自尊和自爱的前提下，向对方展示你的性，才能够让性生活滋养你们的关系，让你们都变成更加自尊自爱和独立的人。也只有独立的两个人，才能够营造更好、更能够滋养自己的关系。

请享受你的女人味

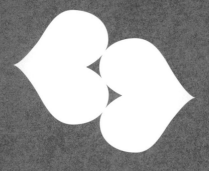

第 22 讲　女性角色有哪些影响

　　首先，我想问你一个问题，你是什么时候知道自己是女性的？你可能回答不出来准确的时间，也许会说，好像从小理所当然就是女的。是的，我们从很小的时候就知道自己是女性，还知道和男性有不一样的地方，这个地方就是生殖器官。

　　那么，知道自己是女性之后，你会为自己可以做女人而感到非常高兴吗？或者说，如果给你一个选择的机会，你会选择做女人吗？如果有机会改变自己的性别，你会选择去做男人吗？

　　这两个问题的答案，反映了我们对女性社会性别①的

――――――――――――

① 社会性别，即英文中的"gender"，意为"与某一性别特别相关的行为、文化或（和）心理的特点"。

定位，决定了女性性心理的基础。对性别角色①的定位是一个人的心理基础，包括男性对男性的定位、女性对女性的定位，它也是我们将来真正理解并且做到男女平等的心理基础。也就是说，作为女性，如果你根本不喜欢自己的女性角色，那很难想象你会是一个自尊自信的人。

而一个不尊重自己的人，是不懂得如何去尊重别人的。虽然从伦理道德的层面可以机械记住一些外显行为并且照做，但缺乏尊重人的本质的心理能量。所以我们说如果一个女性不尊重自己，那也做不到尊重他人，更谈不上男女平等。

在这种不平等的状态下，一个女性很难获得男女之间相互尊重的感觉。这种基础的感觉都没有，两性也很难和谐幸福地在一起生活。有的女性能跟男性搭伙过日子，利用自己非常厌恶的女性生理优势控制男性（比如男人贪恋的大胸、性感的S形身材、靓丽的形象、有生殖能力的女性生殖器官等），还要讨伐男性如何对不起自己，这就是怨妇心态了。

----

① 性别角色，即每个人是如何通过名字、着装、言行举止、社会角色等进行社会性别表达的。

我们虽然提倡男女平等已经很多年，但还没有做到真正意义上的男女平等，实际上就是因为封建社会男尊女卑的文化影响还在，对平等还需要更深层次的理解。比方说，很多家长都会教育自己的女儿要自尊、自立、自强，但这种强调某种意义上压抑了女孩的女性特质。比如，有的女孩爱哭，你不许她哭；有的女孩柔弱，你不许她柔弱，要求她坚强、勇敢、能扛事，要像男孩子一样勇敢。

我们给了女孩平等的受教育权利，也给了女孩同样的期待。通常大家会说生了女孩也一样好好教育她、一样爱她，但大部分家长的期待里夹杂了她不许比男孩差的潜意识。设想一下，如果这个女孩学习不好，或者非常爱哭、身体柔弱，我们能不能像对待其他学习好的、表现力强的女孩一样尊重她？我觉得够呛。我们给予女孩的尊重，多半源于她们忽略了自身性别的特质，比如她们和男孩一样考上了著名的高等学府，也当了学生会干部，拿了奖学金出国留学。男人做律师，女人也能做律师，甚至男人当将军，女人也可以当将军，等等。体力上，女性不如男性，在这方面一般我们不会强制要求女性，但在其他方面，很多人都会觉得女性只有做到上面说的那些才会得到社会的尊重。

大多数人认为，女性跟男性挣钱一样多或者更多，会更受尊重。前提是我们先低看了女性，认为一个女性不需要挣那么多钱，先低看，才有了后面的另眼相看。

真正要做到男女平等还有很远的路要走，中国很多家长都有一种集体无意识①，生怕女孩输在了起跑线上，所以更加用心呵护，希望自己的孩子同样优秀。父母的这种想法我们无法左右，但长大后如果意识到这一点，能不能给自己打气，能不能唤醒女性角色，给她足够的尊重，照顾之前的那个小女孩？小的时候，这个角色没有被很好地滋养，长大以后其他的社会角色，我们都做得很好，再回头滋养一下这个角色，我们的自我就完整了。

问到谈恋爱谁主动，很多女孩子都会说，是男孩追自己，也有人说是自己倒贴、反扑，先追的男方。"倒贴""反扑"这两个词有一层隐含的意思，就是说女性不应该主动。前两年很热的"剩女"这个词，其实是贬义的。为什么女性到了一定岁数还没结婚，就是剩下的呢？为什

_____

① 集体无意识是荣格的分析心理学术语，指人类祖先进化过程中，集体经验心灵底层的精神沉积物，处于人类精神的最底层，为人类普遍拥有。在个体一生中从未被意识到，经由遗传得来。例如，我们没被蛇咬过，也会怕蛇。

么我们不能尊重这是女性的一种选择？我承认女性在生育年龄上有一定的限制，但如果女性对自己的生育要求并不那么看重，可不可以按自己的想法安排自己的人生呢？我们能不能给她同样的尊重，她能不能不受外界的阻挠？现在来看还是有点难的。

恋爱中女性主动的比例还大一些，但在上床这件事情上，大部分女性就又退缩了，好多女性都觉得这不可想象，或者说她们的体验一直都是男性主动。还有女性会提出质疑，女性在这方面怎么能够主动呢？恋爱可以主动，但如果女性主动追求性爱的幸福，貌似不太好。这里我们再强调一下，越接近性本身，越能体现男女不平等。

精神层面的爱情，女性主动是被允许的，但肉体层面的性行为，女性不被允许主动，这难道不是男女不平等的表现吗？男性可以在有需求时追求女性，很多人还觉得这会给男性加分，认为男的就应该这样。女性自己有需要，就大胆去追求，这样做好吗？恐怕很多女性都觉得不太好，这里面就涉及特别深层次的男女性权利不平等。

我们再看，男女交往的过程中，在沟通的问题上谁主动。比方说结婚、办婚礼这件事情，在沟通的时候，很多女孩子的家长都会说，女孩绝对不能先提这些事情，提了

请享受你的女人味

就被动了，一定得让男方主动说，结婚之前失去主动权，结婚之后就没有翻盘的可能，等等。这里面是不是存在着严重的男女不平等，为什么一定要男性先说呢？为什么女性不能主动表达自己的想法呢？女性在争取属于自己的两性权利时，永远都在被扯后腿。

所以，女性要尊重自己性冲动的体会和需求，勇敢去表达。没有伴侣，可以自我表达，自己安慰自己，比如可以通过自慰解决，或者说去积极寻求爱人谈恋爱等。

我们要尊重自己身体的需求和感受，呵护自己身为女性的魅力表达，尊重自身爱美的本质。恋爱的时候要好好打扮自己，一个人的时候也要好好打扮自己。我们要明确，不是因为男人我们才需要美丽，而是因为我们自己本身就是美丽的。这是女性角色给予我们的先天条件。我们拥有漂亮的肌肤，好的身材基础，要尊重这些东西，而不是压抑它们。所以我说，如果一个女性放弃了对美的追求，也就放弃了她自己。

第 23 讲　如何提升自己的女人味

女人味并不是一个学术概念，社会上关于女人味的说法仁者见仁、智者见智。有人从外在形象和性格特点的角度总结了女人味，即女人温柔、优雅、善良、智慧、清纯、性感、独立。有人认为女人的外在固然重要，但是必须秀外慧中才有女人味，强调女人的内涵，比如腹有诗书气自华的知性、有容乃大的母性等。还有人从社会文化层面看，认为女人味和前卫、时尚不沾边，应该有传统文化的传承之美等。既然跟学术无关，那么这些说法就都无所谓对错。

我们在这本书里要谈的女人味和上述观点略有不同。女人味，顾名思义就是女人的味道，本书强调的女人味，是女性在扮演自己的女性角色时，自己品出来的味道。所谓女性角色，就是女性本身就有的社会角色，包括女儿、少女、女朋友、情人、妻子、母亲、祖（外祖）母等。当然，除了这些角色以外，女性还可能是学生、教师、医生、司机、警察、宇航员等具有社会职能的角色，这些角色强调的是社会功能，而不是性别，所以不在我们关注的范围之内。我们关注的是纯粹的女性角色带给女性本身什么感受，比如在做小女孩的时候你感觉开心吗？你喜欢当女孩吗？在青春期身体第二性征发育时，你有什么性冲动的感觉吗？你觉得你美丽吗？有什么花季少女的私密故事吗？你憧憬爱情吗？你有心仪的异性吗？你的初恋给你留下了什么印象？你喜欢被追求的感觉吗？你觉得能吸引到喜欢的人吗？你的魅力有哪些？你体会过"恋爱中的女人智商为零"的感觉吗？你感受过爱情的甜蜜或痛苦吗？你的婚礼是梦中婚礼吗？做新娘是你最美的时刻吗？你当准妈妈的时候有什么感觉？你初为人母的时候体会到了什么？等等。所有都强调的是"你发自内心体会到的感受"，这些问题没有标准答案，你的真实感受就是你的女人味道，这个味道是你自己品出来的，也是你自己表达出来让别人品味到的，这是专属于你的女人味。

如果你认真思考并回答了上述所有的问题，你会发现一个规律，女人味是万变的，也是不离其宗的，这个

"宗"就是自己对自己女性角色的积极认可和消极不认可两个维度。你可以把"积极认可"这个方向的女人味定义为广义的"美",把"消极不认可"这个方向的女人味定义为广义的"不美"。"美"可以千人千面,"不美"也可以千奇百怪。换句话说就是,只要你真正认可并接受了自己的女性角色,你就会以你自己的方式享受做女人的感觉,你的女人味就是美好的,会有这种美和那种美的区别,这正是每个女人独有的女人味的表现。反之,如果你并不真正认可女性角色,你的女人味就是不美好的,会带给你各种不舒服。比如一个青春期的女孩子,她懂得生长发育的知识,懂得性发育意味着什么,期待自己身体的S形变化,知道月经的知识,会很好地呵护自己的身体等,就会无时无刻不散发出花季少女独有的魅力;相反,如果一个青春期的女孩子不懂得生长发育的知识,对性发育感到焦虑甚至羞耻,认为月经很脏、肚子也疼,觉得女人长大后会越来越麻烦,反感自己的变化却又无法阻止它,便会处于纠结和烦恼中,这样的她不会体现出花季少女应有的魅力。

这里不强调所谓的外在与内涵,因为这里的女人味就是由内而外散发出的自我感觉、自我表达,内外是相通的。

当下,我们说一个女人没有女人味,有很多标签,比

请享受你的女人味

如女汉子、暴脾气、工作狂、女魔头、男人婆、强势女主管等。这些标签，我个人认为其实都带有一定的贬义。如果我们说一个男人是工作狂，背后其实有一种隐隐的崇拜，也就是说，这个男人的事业心很强。现实生活中如果给一个女性介绍对象说这个男的有点工作狂，工作挺体面，收入也不错，女性基本都不会讨厌。工作狂表现在男性身上，不是缺点，而被认为是有魅力的点。

但如果给一个男性介绍对象说这个女的有点工作狂，可能很少有男性想去见。为什么？男性可能会想，我为什么要娶一个工作狂？她给她老板卖命，家里怎么办？你看，虽然工作狂可以用来形容任何人，但放在男性和女性身上，在大众看来还是不一样的。

女人有女人味，男人有男人味。如果男性和女性都表现得完全一样，这个世界可能也挺好的，但会缺少一些情绪，缺少一些味道，缺少一些互相吸引。当所有人都一样时，我们也缺少了一些彼此青睐的感觉。男性和女性都可以开心真实地做自己，这个世界才可能实现真正的和谐美好。比如，漂亮时尚的女性不被指指点点，敢爱敢恨的女性不被一句"太主动了"一票否决。

那到底应该如何提升自己的女人味呢？我看过一部电

影，一个女孩从不修边幅、邋邋遢遢，一夜之间变成了一位公主。在这个过程中，变化的手段非常简单，给她修指甲、剪头发、拔眉毛，美容、化妆、做发型，让她穿上找来的各种服装，马上就变成另外一个样子了。这些都是外在的。我个人认为，只要你有一定的经济能力，可以让外在很快发生变化。之前也有很多人跟我说，觉得提升外在挺难的，自己没有大长腿，没有漂亮的脸蛋，哪里都不够好。这些外在的提升确实可能存在难度，但它不能阻碍我们的女人味。作为女人，身上的味道是天赐的。你长着女性的器官，体内分泌有雌性激素，你应该在属于自己的生物体上，把自己本身的女人味释放出来，而不是压抑它。

我个人认为，提升女人味，哪里丢了就把那部分捡起来就行了，比如，外在的东西，找到专业的美容师、发型师、搭配师，基本就搞定了。不要因为外在不能达到极致的美好，就放弃内在的女人味。根据我的经验，内在有了自尊、自信，也认可了自己的外在，往往也就不苛求完美了。

请享受你的女人味

第 24 讲　活出性感真我

如果我问你一个问题：你觉得自己是有性魅力的女人吗？你会怎样回答我呢？也许很多女性脑子里马上会列一下追自己的男性有几个，追求自己的男性越多，说明自己越有性魅力，这个思路无可厚非。那通过刚才的回想，你可能对自己的性魅力大概有一个评价了。如果我继续问：你怎么判断自己有没有性冲动或这种冲动的强烈程度呢？你觉得这个问题和你的性魅力有没有关系？恐怕很多女性就会开始质疑了，自己体会到的性冲动和性魅力有什么关系？这不是两码事儿吗？如果没有人追我，我自己体会到的性冲动再强烈，能说明我有性魅力吗？

这种质疑我也能理解。如果一个女性对自己的性冲动都完全不能体会，甚至是用焦虑、压抑的状态去控制自己的性冲动，你会觉得她有性魅力吗？她只能接受自己是一个美女，这种美一定要纯洁和高大上，不能和性感沾边。换句话说，这把美和性感割裂开了。

恐怕这样想的女性还是挺多的。很多女孩子，包括我们的父母都会告诉我们，只想跟你上床的男人不能要；只对你的身体感兴趣，没见几面就动手动脚的男人不能要。这确实可以帮我们避开很多情感骗子，但同时也可能错过了一些"热血青年"。因为青年男性追求女性，女性身体的性魅力是他们的主要动力之一。他们可能就是一门心思简简单单地喜欢你，又不会用一些手腕掩藏自己的这种冲动。

在思考自己是不是有性魅力时，一定要去反思，对自己的性冲动和强烈程度是否有公平的判断和体验？你是否也觉得自己是有血有肉有性冲动的女性？和同龄男性在一起时，有没有被他们的荷尔蒙吸引的感觉？你是否觉得，在和热血青年约会时，有身体上接触的美好的感觉？你不能轻视这个感觉。当你不再特别年轻时，男性可能更多地要看一个女性是否能够理解他、跟他共同经营未来的家庭生活。这个时候，你的性魅力会进一步绽放。之前压抑性魅力的女性，到这个时候会更加不知所措。成熟一些的男

请享受你的女人味

性好像目的更明确，他们甚至会觉得，如果性生活不满意，是不可以走入婚姻的。

有些男性已经有过性经验，知道跟一个女性保持单方面的性冲动是很难长久的。为了保证婚后生活质量和婚姻稳定，他们倾向于去找一个性生活和谐的伴侣。当然渣男是存在的，但总体来讲，我们不能把别人都想得太坏。

如果你到了30岁上下的年纪，依然不能正确面对性生活和谐是长期亲密关系稳定的基础这个现实，我会觉得你还不够成熟，对长久婚姻的理解可能要再加深一些。

我们要强调的性魅力，是区别于其他人格魅力的。其他人格魅力包括果敢、幽默、坚毅、灵活、成熟、稳重、不冲动等。性魅力的不同之处在于，它特别明确，能特别清楚地展现你的基本活力。食色，性也，没有食欲的人身体可能不会太好，没有性欲的人，身体可能也不会太健康。

我们的性需求跟所处的年龄段相关。比如30多岁的人，基本上三天左右就会有一些性需求。这是一种基本的活力和健康指标，和幽不幽默没有关系。如果你没有活力，根本谈不上什么性的魅力；如果你身体不太好，性活动也会很受影响。

作为一名女性，在青春期时，我们会体会到性冲动的存在。在没有特别明确的性冲动之前，可能会在自己喜欢的人面前打扮自己，对一些东西懵懵懂懂。有了性冲动的体验之后，女性可能更多地在情感上有强烈的体验和需求，在性器官方面的需求要弱于同年龄段的男性。男性在青春期自慰的比例可能达九成以上，同年龄段的女性在四五成，随着年龄的增长，女性自慰的比例在逐年升高。

我们还可以体会下自己性冲动的程度。如果你好久都没有性需求了，可以想想，是压力太大还是生活中出现了一些负性事件，这些都会有影响。

如果你有这方面的冲动，不要压抑自己，这种感觉是对的。有些女性在吸引男性方面有天生的优势，比如外形很好，很会打理自己，但在两性和谐相处方面会出现问题，这样的女性可能只有外在的东西，当释放自己的身体需求赤裸相见时，当要两个人碰触自己心灵最深处的秘密时，她可能就开始躲闪，不知道怎样去做性感的女人。这里暴露出的问题是，她根本上不觉得女性这种需求、这种冲动、这种权利，是可以得到尊重的，与男性是平等的。最性感的女人应该是在床上可以自由开放地表达自己，而不是去表演、去伪装。现在很多女性给自己套上了各种枷锁，不能自由展现自己的性魅力，导致在两性和谐相处方面出现

请享受你的女人味

问题。如果你体会到了真正的两性和谐，体会到了同步高潮，那你的性魅力不提升我觉得都难。一个特别有魅力的女性，一定是把前面的环节都理顺了。高潮的体验不是往男人脸上贴金，而应该是女性自我滋养的一个法宝。

总而言之，接受自己的女性角色，才可能是真正有女人味的女人。

参考文献

Cheryl A., Renaud E. & Sandra Byers. Positive and negative sexual cognitions: Subjective experience and relationships to sexual adjustment [J]. Journal of Sex Research, 2001, 38 (3):252-262.

Katie M. McCall, Alessandra H. Rellini & Brooke N., et al. Sex differences in memory for Sexually relevant infor-mation [J]. Archives of Sexual Behavior, 2007, 36(1): 508-517.

Janssen E., Carpenter D. & Graham C. Selecting films for sex research: Gender differences in erotic film preference [J]. Archives of Sexual Behavior, 2003, 32(1)：243–251

Meredith L. Chivers, Michael C. Steto & Martin L. Lalumiere et al. Agreement of self-reported and genital measures of sexual arousal in men and women: a meta-analysis[J]. Archives of Sexual Behavior, 2010, 39(1): 5-56.

Laan E., Everaerd W. & Van Berlo et al. Mood and sexual arousal in women [J]. Behavior Research and Therapy, 1995, 33(4): 441-443.

Stuart Brody, Ellen Laan, & Rik H. W. Van Lunsen. Concordance between women's physiological and subjective sexual arousal is associated with consistency of orgasm during intercourse but not other sexual behavior [J]. Journal of Sex and Marital Therapy, 2003, 29 (1): 15-23.

Brody S., Sex at risk: Lifetime number of sexual partners, frequency of intercourse and the low AIDS risk of vaginal intercourse. New Brunswick, NJ.1997: 23-45.

Laan E., Everaerd W. & Van Berlo et al. Mood and sexual arousal in women [J]. Behavior Research and Therapy, 1995, 33(4): 441-443.